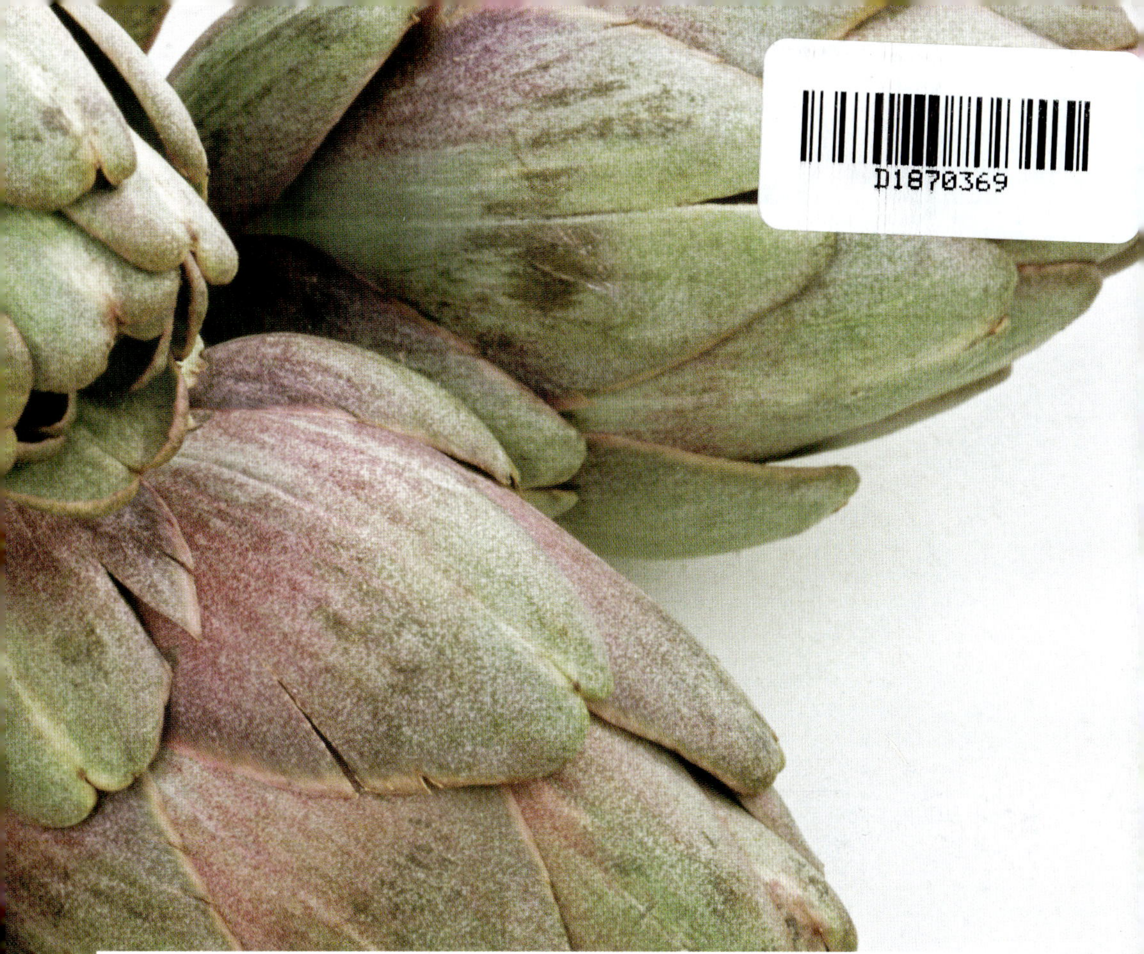

DR. NICOLE SCHAENZLER | DR. MED. CHRISTOPH KOPPENWALLNER

Leber und Galle

reinigen und revitalisieren

THEORIE

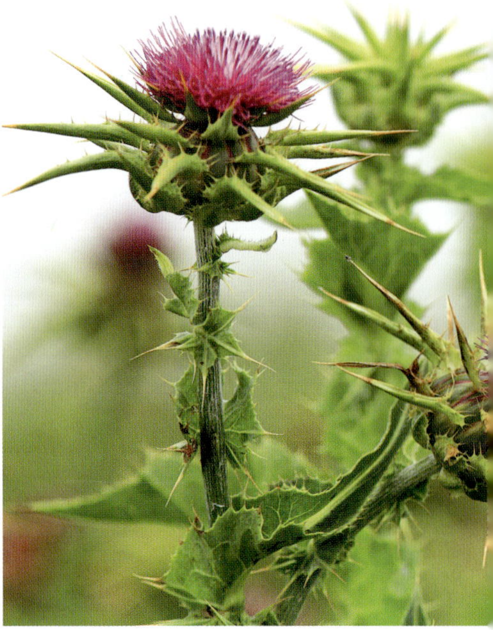

PRAXIS

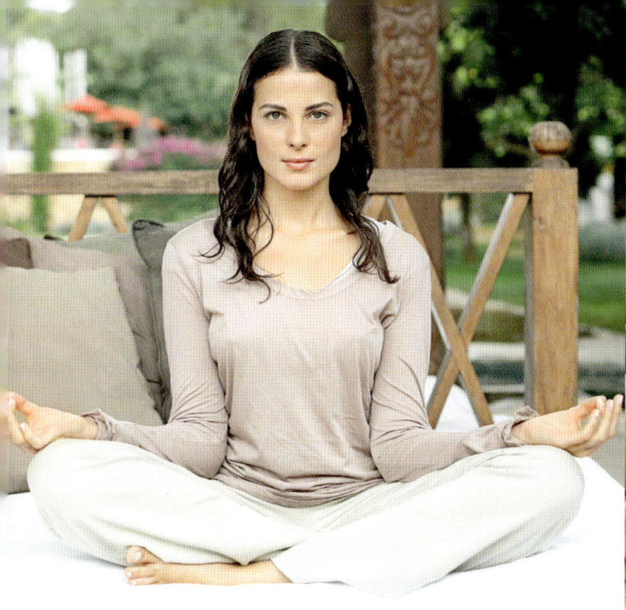

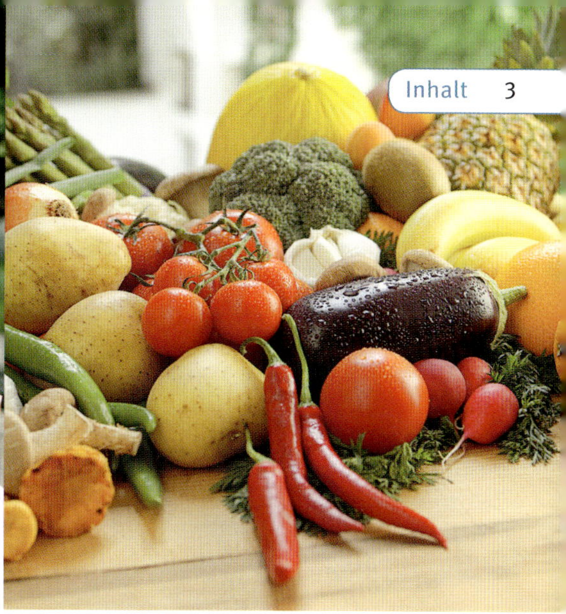

SERVICE

DIE AUTOREN

Dr. Nicole Schaenzler ist promovierte Philologin und ausgebildete Journalistin. Seit 20 Jahren ist sie als Medizinjournalistin in München tätig. Als Fachautorin hat sie zahlreiche Bücher zu medizinischen und naturheilkundlichen Themen geschrieben sowie Beiträge zu den Therapiemöglichkeiten der Komplementärmedizin verfasst. Bei GU ist sie Autorin der Ratgeber »Laborwerte«, »Kleines Medizinlexikon«, »Magen und Darm natürlich behandeln« sowie »Versteckte Entzündungen«. Sie ist Herausgeberin eines Gesundheitsmagazins in München.

Dr. med. Christoph Koppenwallner absolvierte das Medizinstudium mit Promotion an der Ludwig-Maximilian-Universität, München. Als Stipendiat der Deutschen Forschungsgemeinschaft führte ihn der Weg über das Pathologische Institut der Uni München in die Medizinische Klinik Innenstadt der Uni München. Dort erhielt er von 1974 bis 1983 eine breite internistische Ausbildung. Von 1984 bis 2011 führte Dr. Koppenwallner eine internistische Praxis in München. Schwerpunkte seines Leistungsspektrums waren unter anderem die Gastroskopie, Koloskopie und alle Maßnahmen der Proktologie sowie der Polypektomie.

Ulrike Arlt ist Heilpraktikerin mit den Schwerpunkten klassische Homöopathie, Akupunktur und Phytotherapie. Sie hat in München eine eigene Praxis. Die Leberschutz-Kur in diesem Buch hat Frau Arlt entwickelt und in ihrer Praxis angewandt. Von ihren Patienten hat sie dazu sehr viele positive Rückmeldungen bekommen.

EIN WORT ZUVOR

Rund um die Uhr ist die Leber für uns im Einsatz: Sie sorgt dafür, dass dem Körper stets genügend Energie zur Verfügung steht, liefert den anderen Organen lebensnotwendige Eiweiße, fängt klaglos unsere (Alkohol- und Nikotin-)Sünden auf und hält unser Immunsystem schlagkräftig. Vor allem schützt sie uns höchst effizient vor Giftstoffen. Diese Aufgabe nimmt sie so ernst, dass sie im Extremfall lieber ihre eigenen Zellen zerstört, bevor sie zulässt, dass es andere Teile des Körpers trifft. Danken tun wir es ihr nicht. Mit unserer modernen Ernährungs- und Lebensweise tragen wir sogar dazu bei, dass die Leber erheblich gefährdet ist. Ziel dieses Buchs ist es deshalb, Sie mit vielen Informationen und praktischen Tipps darin zu unterstützen, zu einem Lebensstil zu finden, der es dem Leber-Galle-System einfach macht, seine zahlreichen Aufgaben zu erfüllen. Der Schlüssel zu seiner Gesundheit liegt nämlich in erster Linie bei Ihnen: Mit einer ausgewogenen Ernährung, aber auch einem bewussteren Umgang mit leberschädigenden Substanzen tragen Sie viel dazu bei, Leber und Galle vor Funktionseinschränkungen oder gar manifesten Erkrankungen zu schützen. Selbst wenn Ihre Leber bereits belastet ist, lässt sich das Ruder in Richtung vollständige Genesung meist noch herumreißen. Hier können begleitend auch bewährte Verfahren der Naturheilkunde oder Homöopathie wertvolle Dienste leisten. »Quintessenz« der vorgestellten leberwirksamen Maßnahmen ist die Leberschutz-Kur: Wenn Sie vier Wochen lang konsequent unsere Vorschläge befolgen, werden Sie am Ende der Kur mit einer entlasteten, entgifteten und revitalisierten Leber und einem reibungslos funktionierenden Gallensystem belohnt, die dafür sorgen, dass Sie sich wie neugeboren und voller Energie fühlen.

Dr. Nicole Schaenzler
Dr. med. Christoph Koppenwallner

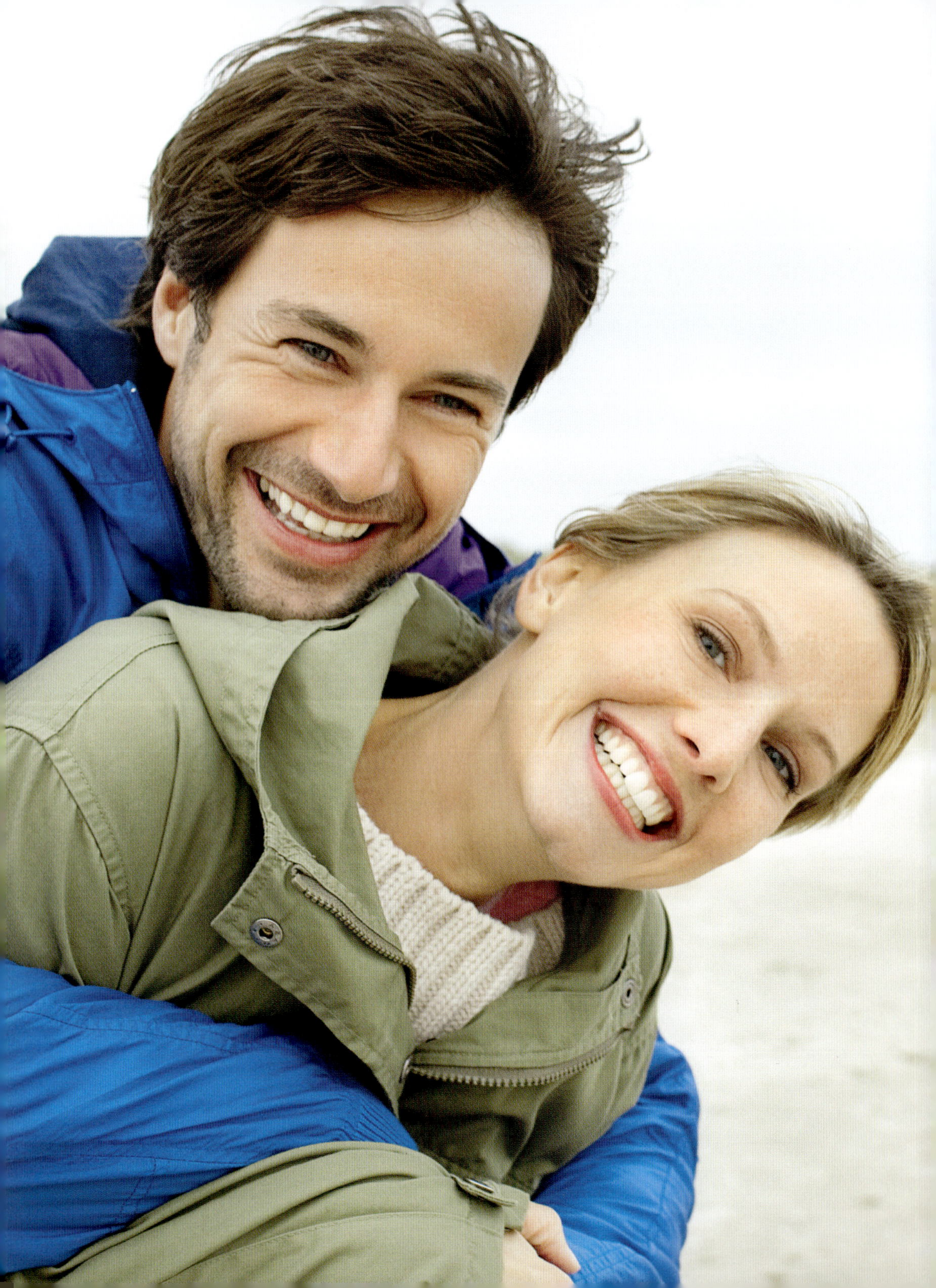

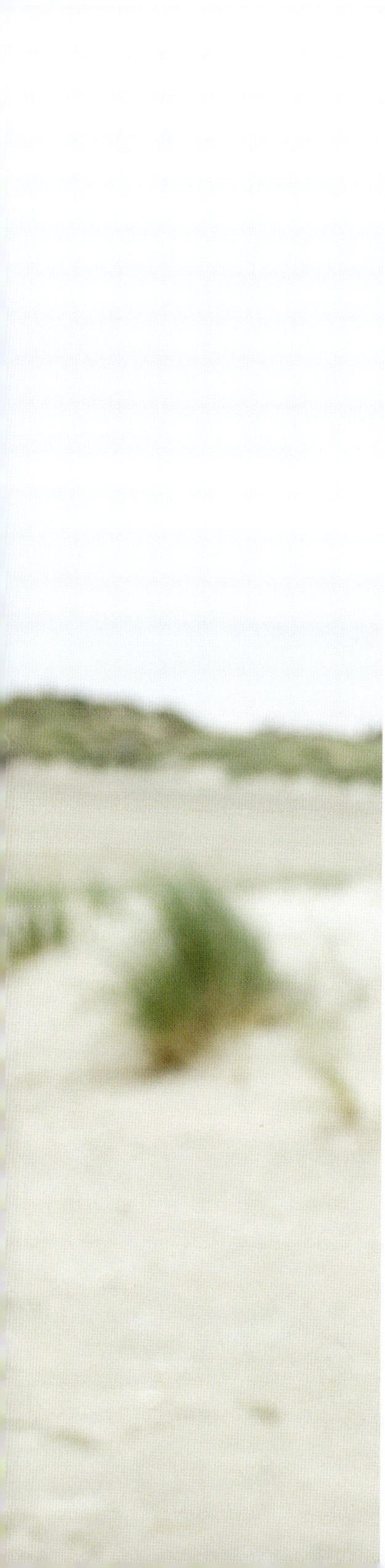

LEBERSCHUTZ IST LEBENSSCHUTZ

Kein Organ im Körper hat so viele unterschiedliche Aufgaben wie die Leber. Umso wichtiger ist es zu wissen, was ihr schadet und wie Sie sie gesund erhalten, damit Sie Ihr Leben meistern können.

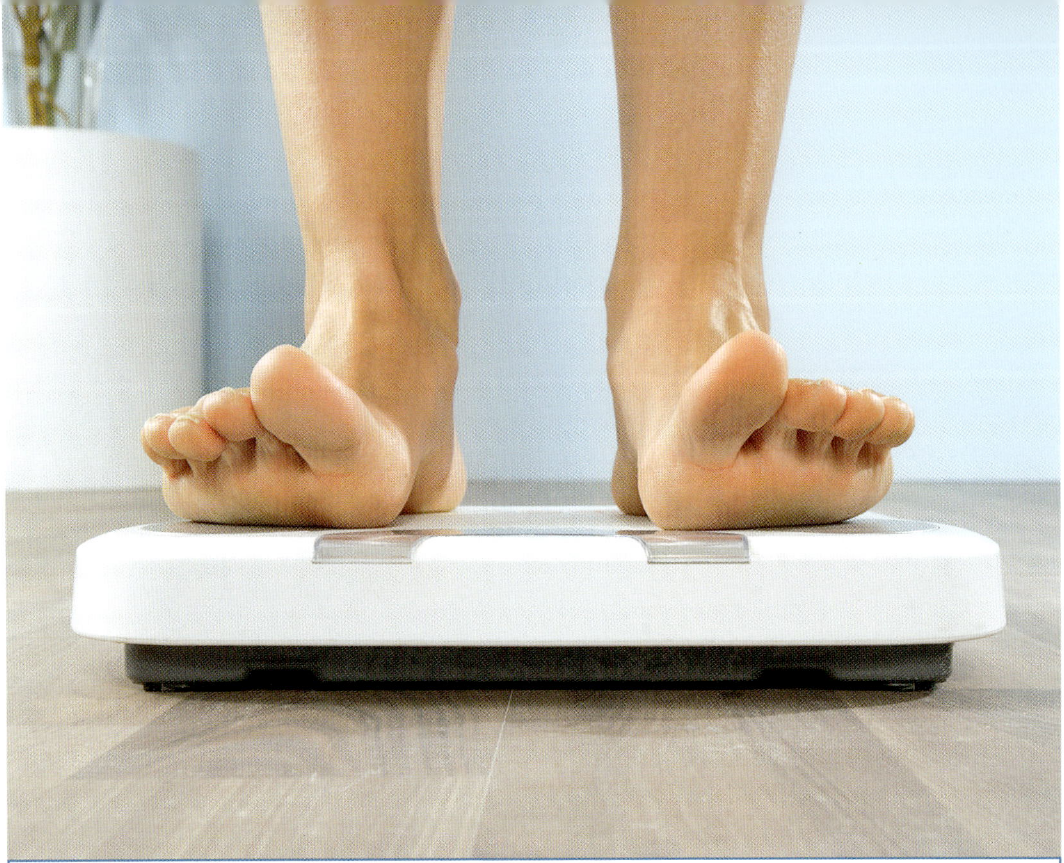

Gesunde Leber, gesunder Körper

Im Jahr 2011 hat das Bundesministerium für Gesundheit den Deutschen in einer Publikation zum Thema »Gesundheitsinformationen in Deutschland« ein Lob ausgesprochen: Die »Gesundheitsbildung« habe hierzulande in den letzten Jahren zugenommen, und auch das Interesse an einem gesünderen Lebensstil sei allgemein gestiegen. Es stimmt: Wir sind heute sehr viel besser darüber informiert, was unserem Körper guttut und was nicht. So wissen wir zum Beispiel, dass tägliches langes Sitzen unserem Rücken schadet, Übergewicht die Entwicklung eines Typ-2-Diabetes (Zuckerkrankheit) begünstigt und Rauchen Lungen- oder Kehlkopfkrebs zur Folge haben kann. Dass all diese Faktoren aber auch das Leber-Galle-System schädigen, ist nur wenigen bewusst.

Die Leber – ein Organ der Superlative

Doch wofür brauchen wir die Leber? Mit ihren ca. 1,5 Kilogramm ist sie das schwerste Organ und zugleich die größte Drüse des Körpers. Kein anderes Organ erfüllt so viele Aufgaben im Körper wie sie. Sie ist Filter-, Entgiftungs-, Speicher- und Ausscheidungsorgan, steuert die wichtigsten Stoffwechselprozesse, ist eine unermüdliche Produktions- und Hormonfabrik. Zudem ist sie das einzige Organ, das Blut aus zwei Quellen – aus der Leberschlagader und der Pfortader – erhält. Damit gehört sie zu den besonders gut durchbluteten Organen, deshalb auch ihre rotbraune Farbe.

Meisterin der Selbstheilung

Anders als alle anderen Organe ist sie in der Lage, entstandene Schäden rasch selbst wieder zu reparieren. Sie wächst sogar nach, wenn man große Teile aus ihr herausschneidet. Dabei folgt sie einem ausgeklügelten Regenerationsprogramm, das erst dann abgeschlossen ist, wenn sie wieder ihre ursprüngliche Größe erreicht hat. Hierfür benötigt die Leber nur wenige Wochen.

Nutzen für die Transplantationsmedizin

Bis heute ist es den Forschern nicht gelungen, die zellbiologischen Mechanismen vollständig zu entschlüsseln, die der leberspezifischen Selbsterneuerung zugrunde liegen. Gleichwohl macht sich inzwischen auch die Transplantationsmedizin diese einzigartige Fähigkeit der Leber zunutze: Weil der Bedarf an Spenderorganen sehr viel höher ist als geeignete Spenderlebern zur Verfügung stehen, gehen die Mediziner immer häufiger dazu über, eine Teillebertransplantation (Splitleber) vorzunehmen: Dazu wird die Spenderleber in zwei Segmente geteilt, die dann jeweils einem Empfänger – in den meisten Fällen einem Kind und einem Erwachsenen – eingepflanzt werden.

LEBER UND GALLE
Untrennbar mit der Leber verbunden sind Gallenblase und Gallengänge und bilden so eine Funktionseinheit. Beispielsweise speichert die Gallenblase den von der Leber produzierten Gallensaft.

GUT DURCHBLUTET
Pro Minute fließen etwa 1,4 Liter Blut durch die Leber. Hier wird es entgiftet, gefiltert und auf brauchbare Substanzen geprüft beziehungsweise mit Nährstoffen beladen wieder in den Körper geleitet.

Leber und Gallenblase im Körper

In der Abbildung können Sie erkennen, dass die Leber mit ihrem größeren rechten Lappen im rechten Oberbauch liegt, der kleinere linke Lappen reicht bis in den linken Oberbauch. Ein Großteil der Leber ist von den unteren Rippen bedeckt. Hinter dem rechten Leberlappen befindet sich die Gallenblase, unterhalb der Leber liegt die Bauchspeicheldrüse.

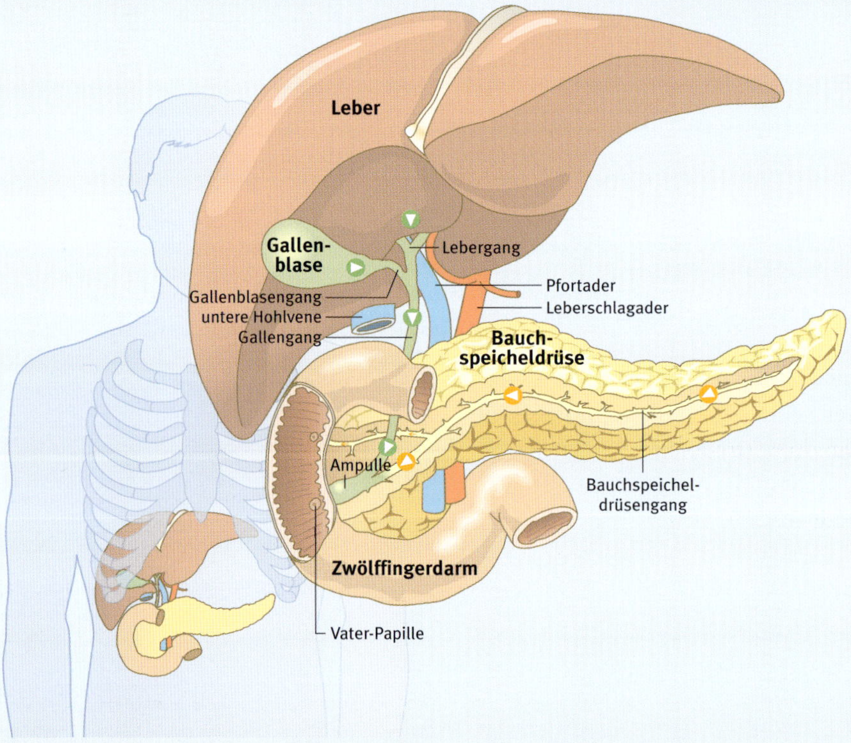

Aufgaben der Leber:

- Aufbau und Speicherung von Eiweißen
- Speicherung von Zuckern
- Produktion von Cholesterin, Gallensäuren, Fettsäuren
- Entgiftung von körperfremden schädlichen Substanzen wie Alkohol, Medikamente oder Bakterien sowie von körpereigenen Substanzen wie nicht (mehr) benötigten Hormonen, überalterten bzw. defekten Körperzellen, Abbauprodukten des Eiweißstoffwechsels

Aufgabe der Gallenblase:

- Speicherung des Gallensafts

Der Aufbau der Leber

Die Leber liegt im rechten Oberbauch, gleich unterhalb des Zwerchfells (Illustration links). Umgeben ist sie von einer Bindegewebskapsel. Im Gegensatz zur Leber selbst ist die Kapsel von Nervenfasern durchzogen, die Schmerzreize übermitteln. Schwillt die Leber zum Beispiel aufgrund einer plötzlichen Blutstauung (akute Stauungsleber) an, dehnt sich die bindegewebige Kapsel stark aus und kann so unangenehme Druckschmerzen im rechten Oberbauch hervorrufen.

Aufgeteilt ist die Leber in zwei große Lappen, die durch ein bindegewebiges Band voneinander getrennt sind. Die Mediziner gliedern die beiden Leberlappen in acht Segmente, die jeweils ihre eigene Versorgung haben. Das ist vor allem für die chirurgische Therapie von (bösartigen) Lebererkrankungen von besonderer Bedeutung: Auf diese Weise können einzelne Lebersegmente operativ entfernt werden, ohne dass die Funktion der benachbarten Segmente in Mitleidenschaft gezogen wird.

Die Leberlappen sind in bis zu 100.000 Funktionseinheiten, die Leberläppchen, unterteilt (Illustration, Seite 21). Sie enthalten rund drei Millionen ringförmig angeordnete Leberzellen, die Hepatozyten (Seite 21), die etwa 20 bis 30 Mikrometer groß sind. In ihnen finden die wichtigen Aufgaben der Leber statt.

DIE VERSCHIEDENEN ZELLARTEN DER LEBER

Neben den Hepatozyten erhalten vor allem folgende Zellspezialisten die Funktionsfähigkeit der Leber aufrecht:

- Endothelzellen ermöglichen den Stoffaustausch zwischen den Kapillaren (feinsten Blutgefäßen) und den Hepatozyten.
- Hepatische Sternzellen (früher: Ito-Zellen) dienen vor allem als Fett- und Vitamin-A-Speicher und sondern zudem eine kollagenhaltige Substanz (bindegewebige Substanz) ab, die die Leberzellen zusammenhält. Außerdem regen sie die Regeneration der Leber nach einer Schädigung an.
- Kupffer-Zellen sind Fresszellen (Makrophagen) und damit Teil des Immunsystems. Sie sorgen dafür, dass die im Pfortaderblut enthaltenen Schadstoffe oder Stoffwechselprodukte abgebaut werden.

Leberpforte und Leberstiel

An der Unterseite der Leber verläuft ein kurzer Spalt, der Leberpforte genannt wird. Hier treten Pfortader, Leberschlagader und Gallengang ein beziehungsweise aus. Zusammen mit den Eingeweidenerven und Lymphgefäßen bilden sie den Leberstiel.

AUFPASSEN AUCH BEI HEILPFLANZEN

Auch Heilpflanzen, etwa den Blättern des Huflattichs, wird eine leberschädigende Wirkung zugeschrieben. Vor kurzem ist wegen Erhöhung der Leberwerte sogar das häufig verordnete Erkältungsmittel Umckaloabo® (Wirkstoff Pelargonium sidoides) in die Kritik geraten.

Sauerstoffversorgung durch die Leberschlagader

Für ihre unzähligen Stoffwechselaktivitäten benötigen die Leberzellen viel Sauerstoff. Sie erhalten ihn über die Leberschlagader, die vom Herz kommendes sauerstoffreiches Blut zur Leber bringt. Der Rückfluss des (nunmehr sauerstoffarmen) Bluts von der Leber zum Herz erfolgt über die Lebervenen, die sich zur unteren Hohlvene vereinigen. Damit ist die Leber eines der wenigen Organe, das sowohl mit venösem als auch mit arteriellem Blut durchströmt wird.

Die Leber hat viele Feinde

Sie konnten bereits lesen, dass überschüssige Pfunde schädlich für das Leber-Galle-System sind. Fakt ist: Bei ca. 80 Prozent der Übergewichtigen und bei jedem zweiten Diabetiker ist die Leber »verfettet«, das heißt, sie haben eine Fettleber (Seite 27). Es droht eine Leberentzündung, die bis zur Leberzirrhose (Seite 35) fortschreiten kann. Hohe Cholesterinwerte im Blut erhöhen das Risiko für

GU-ERFOLGSTIPP ALKOHOL UND MEDIKAMENTE

Alkohol beeinflusst die Wirkung von Medikamenten, da beide Substanzen über das gleiche Entsorgungssystem der Leber abgebaut werden. Müssen Sie Tabletten einnehmen und trinken parallel dazu Alkohol, kann das Entsorgungssystem nicht beide gleichzeitig abbauen. Dann muss der Arzneistoff warten, und er kreist weiter im Körper. Dadurch verstärken und verlängern sich seine Wirkung und seine Nebenwirkungen. Sogar Vergiftungen sind möglich. Deshalb: Verzichten Sie Ihrer Leber zuliebe grundsätzlich auf Alkohol, wenn Sie Medikamente einnehmen müssen.

die Bildung von Gallensteinen (Seite 30). Klemmt ein solcher Stein im Gallenblasenhals oder in einem der kleineren Gallengänge, kommt es zur gefürchteten Gallenkolik.
Auch Tabakkonsum kann für die Leber gefährlich werden, denn Nikotin wird vornehmlich in der Leber abgebaut. Dieser Giftstoff strapaziert die leberspezifische Entgiftungsfunktion erheblich, insbesondere, wenn über viele Jahre geraucht wird. Noch schädlicher ist langjähriger Alkoholgenuss (Seite 17).

Leberbelastung durch Umweltgifte

Vielleicht denken Sie gerade: »Leberprobleme sind für mich kein Thema, denn ich rauche nicht und trinke auch kaum Alkohol.« Gut so, das sind auf jeden Fall Pluspunkte! Doch leider sagt dies letztlich nur wenig über die tatsächliche Gesundheit Ihrer Leber aus, denn es gibt noch weitere Faktoren, die die Leber belasten und schädigen können. So setzen zum Beispiel auch organische Lösungsmittel, wie sie in Farben, Spezialreinigern, Fleckenentfernungsmitteln, Kunst- und Klebstoffen vorkommen, sowie Umweltschadstoffe wie Pestizide oder Schwermetalle der Leber zu: Je fettlöslicher ein Gift, desto schlimmer für die Leber. Aflatoxin, ein Gift aus Schimmelpilzen (zum Beispiel in schimmeligem Brot), kann Leberkrebs auslösen. Todfeinde der Leber sind auch Knollenblätterpilze: Ihr Gift kann innerhalb weniger Stunden zu akutem Leberversagen führen.

Dauerbelastung durch Medikamente

Unterschätzt wird auch die Gefahr, die von Medikamenten für die Leber ausgehen kann. Denn in der Leber werden alle Arzneien um- und abgebaut: Insbesondere wenn Medikamente über Jahre in einer höheren Dosierung eingenommen werden müssen, ist damit eine Dauerbelastung für die Leber verbunden. Dieser Zusammenhang ist allerdings kaum bekannt: Die deutsche Leberstiftung hat in einer Umfrage im Oktober 2011 festgestellt, dass 15 Prozent der befragten Erwachsenen, die apothekenpflichtige Medikamente einnehmen, erhöhte Leberwerte haben. Kommen zur regelmäßigen Einnahme der Tabletten noch Bewegungsmangel, Stress

VORSICHT BEI SCHMERZMITTELN
Unabhängig von Wirkstoff und Packungsgröße gilt: Nehmen Sie Schmerzmittel ohne ärztliche Verordnung nicht länger als drei Tage hintereinander und nicht häufiger als zehn Tage pro Monat ein.

oder zu wenig Schlaf hinzu, lässt die Leistungsfähigkeit der Leber über kurz oder lang immer mehr nach. Als Folge fühlen Sie sich erschöpft. Übrigens können nicht nur synthetische, sondern auch pflanzliche Präparate die Leber schädigen. Aus diesem Grund wurde zum Beispiel im Jahr 2002 ein Wurzelextrakt aus Kava-Kava (Rauschpfeffer) verboten, der bei Angstzuständen hilft.

Lebererkrankungen auf dem Vormarsch

Eine gesunde Leber ist der Schlüssel zu einem gesunden Körper, eine kranke Leber hingegen kann den ganzen Organismus aus dem Gleichgewicht bringen – und im Extremfall zum frühen Tod führen. Laut Homepage der deutschen Leberhilfe e.V. leiden rund fünf Millionen Menschen in Deutschland an einer Lebererkrankung – und viele wissen nicht einmal davon. Rund ein Drittel aller Deutschen über 40 Jahren hat bereits eine Fettleber (Seite 27) entwickelt. Ohne die richtigen Maßnahmen zum Leberschutz kann aus einer Fettleber leicht eine Entzündung der Leber (Hepatitis) werden, und in deren Folge kann später das Lebergewebe irreparabel, nicht mehr heilbar vernarben. So sterben in Deutschland jedes Jahr rund 50.000 Menschen an den Folgen einer Leberzirrhose und über 5000 an Leberzellkrebs, der durch eine Leberzir-

WICHTIG: PARACETAMOL SCHÄDIGT DIE LEBER

Das schmerzdämpfende und fiebersenkende Paracetamol ist einer der bekanntesten Wirkstoffe, dem Pharmazeuten und Ärzte eine leberschädigende Wirkung zuschreiben, wenn er in zu hoher Dosierung eingenommen wird. Er ist als Monopräparat sowie in Kombination mit anderen Arzneistoffen, zum Beispiel in einigen »Grippemitteln«, erhältlich. In beiden Fällen ist es unbedingt wichtig, dass Sie die empfohlene Dosierung einhalten, weil bei Paracetamol der Grat zwischen der nützlichen und der schädlichen Dosis sehr schmal ist! Dies gilt umso mehr, wenn Sie regelmäßig Alkohol konsumieren. Eine durch Alkohol belastete Leber reagiert auf Paracetamol besonders empfindlich. Ebenso sind Kinder für den schmerzstillenden Arzneistoff äußerst sensibel; deshalb darf bei ihnen die ihrem Alter entsprechende Tageshöchstdosis nicht überschritten werden.

rhose begünstigt wird. Das statistische Bundesamt hatte im April 2007 errechnet, dass Lebererkrankungen mittlerweile die dritthäufigste Todesursache bei Männern im mittleren Alter sind; dabei hat sich die Zahl der jährlichen Todesfälle durch Leberzellkrebs seit den 1970er-Jahren in Deutschland mehr als verdoppelt. Man kann diese erschreckende Entwicklung auch folgendermaßen auf den Punkt bringen: Unsere Lebensweise ist leberfeindlich.

Die Müdigkeit ist der Schmerz der Leber

Warum schenken wir unserer Leber so wenig Beachtung? Das hat viel damit zu tun, dass unser wichtigstes Stoffwechselorgan (Seite 18) selbst dann noch nicht aufbegehrt, wenn es ihm schon längst nicht mehr gut geht. Wäre die Leber ein Mensch, würden wir sie wohl als gutmütigen und geduldigen Typen beschreiben, der selbst übermäßige Belastungen klaglos erduldet. Denn die Leber leidet stumm: Sie besitzt keine Nervenfasern für die Schmerzempfindung, sodass sie auch keine Schmerzreize senden kann; das kann nur die Bindegewebskapsel, die sie umgibt. Einziges Signal einer beginnenden Lebererkrankung ist daher oft ein denkbar unspezifisches Symptom: Der Betroffene fühlt sich abgeschlagen und schlapp. Nicht umsonst heißt es unter Medizinern: »Die Müdigkeit ist der Schmerz der Leber.« Rasche Ermüdbarkeit oder ständige Müdigkeit beeinträchtigen zwar erheblich die Lebensqualität, doch sie halten uns in der Regel nicht wirklich davon ab, unseren täglichen Pflichten nachzukommen. Daher werden Lebererkrankungen oft erst spät erkannt, mitunter sogar erst in einem Stadium, in dem die Leber schon einen Großteil ihrer Funktionsfähigkeit eingebüßt hat. Dann drohen nicht nur der Leber selbst, sondern dem gesamten Organismus ernsthafte Komplikationen, etwa weil die Leber ihn nicht mehr ausreichend entgiften oder nicht mehr mit genügend Energie beziehungsweise Nährstoffen versorgen kann.

Fernwirkung durch eine kranke Leber

Die Funktion der Leber ist so eng mit den anderen Vorgängen im Körper verbunden, dass es durch Störungen der Leber zu Symptomen und sogar Erkrankungen an anderen Organen kommen

KAFFEE SCHÜTZT DIE LEBER

Kaffee hat eine leberschützende Wirkung, denn Koffein verhindert, dass sich gesunde Leberzellen in nutzloses Gewebe verwandeln. Mit zwei Tassen Kaffee täglich lässt sich sogar der Verlauf einer Leberzirrhose hinauszögern.

DIE LEBER KRÄFTIGEN
Mit leberwirksamen Heilpflanzen können Sie die Leber bei ihrer Arbeit unterstützen. Die wichtigsten Kräuter finden Sie im Folder hinten im Buch.

kann. Verdauungsprobleme, Blutbildveränderungen (etwa zu wenige Blutplättchen oder eine zu geringe Zahl an Gerinnungsfaktoren beziehungsweise an roten Blutkörperchen) und sogar eine verminderte Knochendichte (Osteoporose) sind häufige »Begleiterscheinungen« einer fortschreitenden Schädigung der Leber. Zudem kann sich eine Überlastung der Leber auf krankhafte Autoimmunprozesse (Seite 118), zum Beispiel in Schilddrüse, Nebennierenrinde, Gelenken oder an der Haut, ungünstig auswirken. Die Naturheilkunde berücksichtigt die zentrale Rolle der Leber, indem sie sehr häufig auch leberkräftigende Maßnahmen im Therapieplan vorsieht, obwohl die Leber auf den ersten Blick vielleicht (noch) gesund erscheint. Die Erfahrung zeigt: Allergien, rheumatische oder Hauterkrankungen bessern sich deutlich, wenn auch die Entgiftungsfunktion der Leber gezielt gestärkt wird, etwa in Form einer Ausleitungskur von Stoffwechselprodukten und Giften mithilfe von Kräutern und feucht-warmen Auflagen (Seite 58). Allerdings: Die Naturapotheke eignet sich nicht als »Feuerwehr«, wenn es in der Leber bereits lichterloh brennt. Sind Leberzellen erst einmal unheilbar geschädigt, können die bewährten Verfahren der Naturheilkunde zur Entgiftung und Stärkung der Leber nichts mehr ausrichten. Dann lautet die wichtigste Therapiestrategie: Schonung der Leber! Nun gilt es, wirklich alles zu vermeiden, was die Leber weiter belasten könnte. Das kann – je nach Stadium der Erkrankung – im Extremfall auch bedeuten, dass der behandelnde Arzt von einer Kur zum Beispiel mit Heilpflanzen abrät.

LEBER BEEINFLUSST DAS DARMMILIEU
Sind Leber oder Gallenwege erkrankt, ist oft auch die Darmflora gestört. Dann kann mit naturheilkundlichen Maßnahmen gezielt das Darmmilieu saniert werden, etwa mit einer Leinsamenkur oder einer mikrobiologischen Therapie mit Präbiotika.

Heilung geht durch die Leber!

Trotz dieser düsteren Fakten gibt es einen Lichtblick: In den meisten Fällen ist es nicht zu spät, seiner Leber etwas Gutes zu tun, damit sie weiterhin ihr breit gefächertes Aufgabenspektrum abdecken kann. Eine »schwächelnde« Leber ist erstaunlich regenerationsfähig und praktisch jederzeit bereit, sich wieder »aufpäppeln« zu lassen – vorausgesetzt, ihre Zellen sind noch weitgehend intakt. Die Naturheilkunde kennt eine Reihe von bewährten Methoden zur Entgiftung, Entlastung und Revitalisierung der Leber, die leicht umzusetzen sind und daher mühelos in den Tagesablauf integriert werden kön-

nen. Dabei werden Sie feststellen, dass nicht nur Ihre Leber, sondern Ihr gesamter Organismus profitiert: Gewichtsprobleme, erhöhte Blutfettwerte, eine beginnende Insulinresistenz (Seite 120), aber auch die Neigung zu Infekten, chronische Verdauungsbeschwerden und sogar depressive Verstimmungen bessern sich häufig »wie von selbst«, wenn die Leber gezielt entlastet, entgiftet und gestärkt wird. Zudem haben Sie wieder mehr Energie für das Tagesgeschäft.
Ob Sie Ihrer Leber eine Bitterstoffkur mit Tees verordnen, ob Sie Schüßler-Salze oder Homöopathika einnehmen, sich im Fitnessclub anmelden, Ihre Ernährung lebergesund (Seite 84) umstellen oder künftig auf Genussmittel wie Alkohol und Nikotin verzichten – jeder einzelne Schritt ist gut und sinnvoll.

Leberschutz durch eine gesunde Lebensweise

Noch besser ist eine Änderung Ihrer Lebensweise, die alle leberwirksamen Maßnahmen berücksichtigt und die zudem einmal im Jahr eine tiefgreifende Leberschutz-Kur (ab Seite 109) vorsieht. Wie Ihnen das gelingt und welche Strategien besonders empfehlenswert sind, erfahren Sie ab Seite 83.

LEBERFEIND ALKOHOL

Alkohol ist in den westlichen Industrieländern ein gesellschaftlich anerkanntes Genussmittel, gilt aber auch als Suchtmittel und ist laut Weltgesundheitsorganisation jährlich bei 1,8 Millionen Todesfällen im Spiel.

So wirkt Alkohol auf die Leber:

- Alkohol ist ein Zellgift. Die Leber ist hiervon besonders betroffen. Mit der Zeit kann sich eine Alkoholfettleber (Seite 29) entwickeln – oft der Beginn einer irreparablen Schädigung der Leber, die eine chronische Entzündung und schließlich eine Leberzirrhose (Seite 35) nach sich ziehen kann.
- Alkohol erhöht das Risiko für bestimmte Krebserkrankungen. Besonders gefährdet sind die Organe, die direkt mit dem Alkohol in Berührung kommen, also vor allem Mundhöhle, Rachen, Kehlkopf und Speiseröhre, aber auch Bauchspeicheldrüse und Leber.

Die Weltgesundheitsorganisation rät daher: Aus den genannten Gründen sollte man nicht mehr als 20 Gramm Alkohol pro Tag trinken. Zur Orientierung: 10 Gramm Alkohol entsprechen etwa ¼ Liter Bier oder ⅛ Liter Wein.

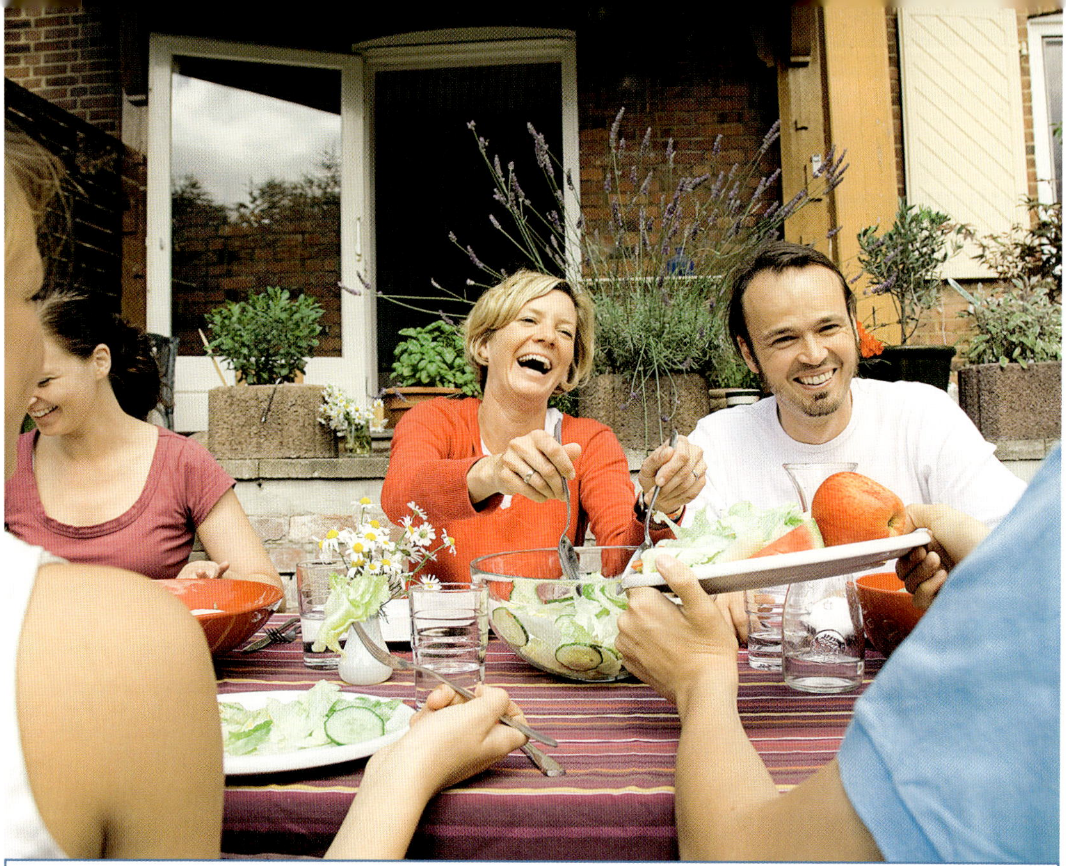

Die Leber – Stoffwechselzentrale des Körpers

Stoffwechsel, also Aufnahme, Transport und chemischer Abbau beziehungsweise Umbau von Nahrungsstoffen, bedeutet Leben. Und weil die Leber unser größtes Stoffwechselorgan ist, ist ein Leben ohne funktionsfähige Leber nicht möglich. Tatsächlich ist die Leber an fast allen essenziellen Stoffwechselprozessen beteiligt: an der Steuerung des Eiweiß-, Fett- und Kohlenhydrat- beziehungsweise Glukose- (»Zucker«-)Stoffwechsels ebenso wie an der Regulierung des Mineralstoff- und Vitaminhaushalts.

Multifunktionale Chemiefabrik

Über die Pfortader, in der sich die kleinsten Blutgefäße (Kapillaren) der Darmwände vereinen, bevor sie in die Leber mündet, wird Blut mit den Nahrungsbestandteilen aus dem Magen-Darm-Trakt, mit den Abbauprodukten der Milz (Bilirubin) sowie mit den Hormonen der Bauchspeicheldrüse (etwa Insulin) zur Leber geführt. Innerhalb der Leber verzweigt sich die Pfortader wieder in ein feines Kapillarnetz. Auf diese Weise gelangen die bereits im Darm zerkleinerten Substanzen wie Zucker, Fette, Vitamine, Mineralstoffe, Spurenelemente und Aminosäuren zu den einzelnen Leberzellen, wo sie verarbeitet, gespeichert und bei Bedarf an den Organismus abgegeben werden. Begleitet werden die winzigen Äste der Pfortader von den Kapillaren der Leberschlagader sowie von den Aufzweigungen der Gallengänge (Illustration, Seite 21).

PFORTADER-KREISLAUF

Etwa 75 Prozent ihres Blutes erhält die Leber durch die Pfortader. Sie sammelt das Blut des Verdauungstrakts und leitet es mit allen Nährstoffen in die Leber. Danach wird das Blut im Körper verteilt.

Entgiftungszentrale Leber

Sämtliche Stoffe, die im Magen-Darm-Trakt aufgenommen (resorbiert) werden, gelangen über die Pfortader zuerst zur Leber, bevor sie über den großen Blutkreislauf im Körper verteilt werden – das nennen die Mediziner Pfortaderkreislauf. Auf diese Weise werden praktisch ständig Substanzen in die Leber gespült: unverzichtbare Nährstoffe, aus denen die Leber dann verwertbare Substanzen für den Organismus bildet und bei Bedarf speichert, aber auch Schad- und Giftstoffe, die ebenfalls mit der Nahrung aufgenommen wurden, wie Medikamente, Alkohol, Bakterien, Pestizide und andere Umweltschadstoffe. Diese zu filtern, zu entgiften beziehungsweise zu inaktivieren und dann wieder auf schnellstem Weg hinauszubefördern – das kann in unserem Körper mit dieser Breitenwirkung nur die Leber. In den Leberzellen (Hepatozyten) stehen hierfür spezielle Enzyme bereit, die schädliche Substanzen chemisch so bearbeiten, dass am Ende ungefährliche Bestandteile übrig bleiben,

DER FIRST-PASS-EFFEKT

Durch ihre Einbindung in den Pfortaderkreislauf filtert beziehungsweise verstoffwechselt die Leber alle Stoffe, die vom Verdauungstrakt kommen. Auch vor Arzneistoffen macht sie nicht halt. Dadurch können Medikamente erheblich ihre Wirkung einbüßen, etwa weil sie von der Leber zu stark »bearbeitet« und dann ausgeschieden werden, bevor sie wirken können. Um diesen sogenannten First-Pass-Effekt zu vermeiden, werden einige Arzneimittel am Magen-Darm-Trakt vorbei, zum Beispiel als Spritze oder Spray, verabreicht.

die problemlos »entsorgt« werden können. Ähnlich verfährt die Leber mit körpereigenen Substanzen, so etwa mit nicht (mehr) benötigten Östrogenen, Steroid- und Schilddrüsenhormonen oder mit überalterten beziehungsweise defekten Körperzellen. Oder aber sie »recycelt« verbrauchte Stoffe in wieder verwertbare Substanzen.

Bunkern, Verteilen ...

Die Leber ist unser Vorratsorgan: In ihren winzig kleinen Speicherkammern bunkert sie viele überzählige Nährstoffe aus dem Blut, um sie sofort abzugeben, wenn irgendwo im Körper Bedarf herrscht. So wandelt sie zum Beispiel nach einer kohlenhydratreichen Mahlzeit überschüssigen Blutzucker zu Glykogen, der Speicherform des Zuckers, um. Wird im Körper wieder Glukose benötigt, öffnet die Leber ihr Depot und bildet umgehend aus Glykogen Glukose. Denn nur aus Glukose können Gehirn, Nerven oder Muskeln ihre Energie gewinnen. Reicht der Glykogenvorrat nicht aus, um den Energiebedarf zu decken, bildet die Leber kurzerhand aus Eiweißbausteinen (Aminosäuren) und Fettabbauprodukten energieliefernde Glukose und schleust sie in den Organismus – das nennt man Glukoneogenese.

Sind die Glykogenspeicher dagegen voll und es befindet sich noch Glukose im Blut, dann wandelt die Leber diese in Fett um. Zudem speichert die Leber das Fett, das mit dem Essen aufgenommen wurde, die fettlöslichen Vitamine A, D, E und K, das wasserlösliche Vitamin B_{12} und Folsäure oder so wichtige Mineralstoffe wie Eisen, Mangan, Zink und Kupfer.

EIWEISSFABRIK LEBER
Die Leber stellt die meisten der im Blut benötigten Eiweißkörper her, so zum Beispiel Albumin, Akute-Phase-Proteine und Blutgerinnungsfaktoren. Häufiges Nasenbluten könnte deshalb ein Hinweis auf eine Leberschwäche sein.

... und selbst produzieren

Die Leber speichert jedoch nicht nur, sondern sie produziert auch selbst, allen voran wichtige Eiweiße. Hierfür zerlegen die Leberzellen Proteine aus der Nahrung in ihre Einzelbausteine und setzen sie dann zu körpereigenen Eiweißen wie Enzymen, Antikörpern oder Blutgerinnungsfaktoren, die das Blut bei einer Verletzung gerinnen lassen, zusammen. Dies ist auch der Grund, weshalb der Arzt bei einer plötzlich aufgetretenen Blutungsneigung oft mithilfe verschiedener Untersuchungen einen Leberschaden ausschließt.

Hepatozyten – Aktivposten der Leber

Die Leberlappen sind in bis zu 100.000 Funktionseinheiten – die Leberläppchen – unterteilt. Die Illustration zeigt einen Ausschnitt aus einem solchen Leberläppchen. Sie sind maximal zwei Millimeter groß, sechseckig und enthalten rund drei Millionen ca. 20 bis 30 Mikrometer große, ringförmig gruppierte Leberzellen, die Hepatozyten genannt werden. Diese haben meist mehrere Zellkerne und sind in Strängen, den Leberzellbalken, angeordnet.

Die Hepatozyten machen etwa 80 Prozent des Lebervolumens aus. In ihnen spielen sich all die hochkomplexen Umwandlungs- und Produktionsvorgänge ab, die zur Entgiftung oder zur Bereitstellung von lebensnotwendigen Substanzen wie Eiweißstoffen oder Fettsäuren notwendig sind.

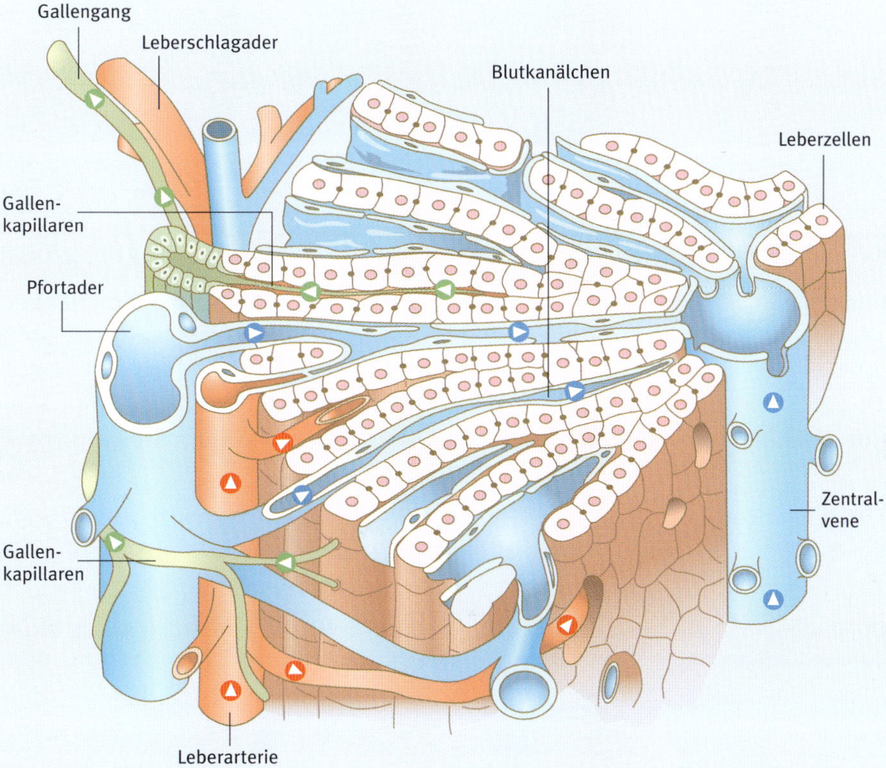

Darüber hinaus produziert die Leber Eiweiße für den Transport von Fetten oder von Hormonen im Blut sowie einen Großteil des körpereigenen Cholesterins (Seite 119), das dann zur Bildung der Gallenflüssigkeit (Seite 24) verwendet wird.
Außerdem baut sie aus den Aminosäuren auch noch täglich etwa zwölf Gramm Albumin auf, den Haupteiweißbestandteil des Blutplasmas. Albumin bringt im Körper wasserunlösliche Stoffe an ihren jeweiligen Zielort. Es kann Wasser binden, ist für den Gewebedruck unerlässlich und hält die Flüssigkeitsverteilung zwischen Blut und Gewebe konstant (kolloidosmotischer Druck). Fehlt Albumin, kommt es zu Wassereinlagerungen im Gewebe (Ödeme).

Partner des Immunsystems

Was nur wenige wissen: Das erste Organ, das den Embryo mit Blut und Immunzellen versorgt, ist die Leber. Und kaum ist das Baby auf der Welt, unterstützt sie dessen Immunsystem im Abwehrkampf gegen Krankheitserreger. So stellt die Leber zum Beispiel umgehend sogenannte Akute-Phase-Proteine zur Verfügung, um Eindringlinge zu eliminieren, wenn im Körper eine Entzündungsreaktion in Gang gesetzt wird. Prominentester Vertreter ist das C-reaktive Protein (CRP, links und Seite 119): Zum einen bindet sich CRP selbst an eingedrungene Erreger, zum anderen leitet es wichtige Schritte der Immunabwehr ein. Je früher CRP in Aktion tritt, desto besser. Deshalb stellen die Leberzellen den Eiweißstoff bereits in den ersten Stunden nach Beginn einer Infektion bereit.
Wie eng Immunsystem und Leber miteinander verknüpft sind, zeigt sich auch daran, dass wir anfällig für Infekte werden, wenn die Leber nicht mehr ausreichend in der Lage ist, Bakterien, Viren oder Schadstoffe zu filtern und zu eliminieren. Deshalb profitiert immer auch das Immunsystem von einer Entgiftungs- und Reinigungskur der Leber und ist nun (wieder) schlagkräftig genug, den Abwehrkampf gegen Krankheitserreger für sich zu entscheiden.

GU-ERFOLGSTIPP DER CRP-WERT

Er ist ein wichtiger Abwehrstoff im Blut, der bei entzündlichen Prozessen im Körper gebildet wird. Sein oberer Grenzwert ist bei < 5,0 Milligramm pro Liter. Liegt der bei einer Blutuntersuchung ermittelte Wert darüber, weist dies auf eine Entzündung hin. Dann wird der Arzt durch weitere Untersuchungen die Ursache herausfinden.

Abfallentsorgung auf zwei Wegen

Die Abfallprodukte, die gut wasserlöslich sind, gibt die Leber ins Blut ab, das sie zu den Nieren befördert. Die Nieren sorgen nun dafür, dass sie den Organismus – in Urin gebunden – möglichst rasch verlassen. Abbaustoffe mit einer schlechten Wasserlöslichkeit beziehungsweise die nur in Fett löslich sind, gelangen – gebunden in der Gallenflüssigkeit – über das Gallengangsystem in den Darm, wo sie mit dem Stuhl ausgeschieden werden.

Weg mit dem Ammoniak!

Auch der Körper selbst produziert im Rahmen der Stoffwechselprozesse Gifte, die er schleunigst wieder loswerden muss. So fällt zum Beispiel beim Abbau von Eiweißbausteinen (Aminosäurestoffwechsel) giftiges Ammoniak an, das in hoher Konzentration schwere Schäden an Nervenzellen, insbesondere im Gehirn, verursacht. Die Leber vermag Ammoniak in ungiftigen Harnstoff umzuwandeln, der dann über die Nieren ausgeschieden wird.

Aus Hämoglobin wird Bilirubin

Weniger giftig, aber für den Körper unbrauchbar ist Bilirubin, das Abbauprodukt des Hämoglobins. Letzteres verleiht dem Blut seine rote Farbe und ist als wichtigster funktioneller Bestandteil der roten Blutkörperchen (Erythrozyten) für den Sauerstofftransport im Blutgefäßsystem zuständig. Der Abbau des Hämoglobins zu Bilirubin beginnt bereits in der Milz. In der Leber erfolgen dann die entscheidenden Schritte, um den für den Körper nun funktionslosen Stoff endgültig hinausbefördern zu können. Vor allem wird hier aus der wasserunlöslichen (Hämoglobin) eine wasserlösliche (Bilirubin) Substanz. Diese mischt die Leber nun der Gallenflüssigkeit bei und schickt sie über das Gallengangsystem weiter in den Darm, wo der überwiegende Teil mit dem Stuhl ausgeschieden wird; der Rest (etwa ein Prozent) gelangt auf dem Blutweg zu den Nieren und wird mit dem Harn ausgeschieden.

Ist die Ausscheidungsfunktion der Leber beeinträchtigt, kann die Bilirubin-Konzentration im Blut so stark ansteigen, dass sich der gelbe Farbstoff in den Geweben ablagert, allen voran in der Haut,

LÖWENZAHNSALAT

Für eine Leber-Entgiftungskur im Frühling eignet sich Löwenzahn (Seite 52) als Salat. Bis Mai können Sie die zarten, jungen Blätter selbst sammeln, ab Juni sind sie meist zu hart.

ACHTUNG, LEBERKOMA

Gelingt es der Leber nicht mehr, Ammoniak und andere toxische Substanzen zu entgiften, dann gelangen diese ungefiltert ins Gehirn und es entwickelt sich ein Leberkoma mit massiver Zerstörung von Leberzellen.

den Schleimhäuten und im Weiß der Augen (Lederhaut, Sklera). Bei einem sehr hohen Bilirubinspiegel im Blut nehmen dann alle inneren Organe eine gelbe Farbe an. Jetzt spricht der Arzt von Gelbsucht oder Ikterus (Seite 30). Sie ist Leitsymptom vieler Lebererkrankungen, die mit einer Schädigung der Leberzellen oder mit einem gestörten Gallenabfluss einhergehen.

Gallensaft für eine gute Fettverdauung

Jeden Tag produzieren die Leberzellen aus Cholesterin (Seite 119) bis zu einen Liter gelben Gallensaft, der die Fette in der Nahrung verdaulich macht. Wichtigste Bestandteile des Gallensafts (oder Galle) sind neben Wasser, Elektrolyten, Cholesterin und Bilirubin (Seite 23) die Gallensäuren. Sie sorgen dafür, dass sich die Nahrungsfette mit dem wässrigen Milieu des Darminhalts vermischen (emulgieren) und so von Enzymen (Lipasen) in feinste Bestandteile zerlegt werden können, bis sie winzig genug sind, um die Darmwand zu passieren und in den Blutkreislauf überzugehen.

Ein weiterer Pluspunkt: Gallensäuren können immer wieder neu eingesetzt werden. Bis zu 90 Prozent der Gallensäuren werden im Dünndarm resorbiert und dann über die Pfortader zurück in die Leber geführt, wo sie erneut für die Gallensaftproduktion zur Ver-

VON »CHOLE« ZU »CHOLERIKER«

Hippokrates (460–377 v.Chr.) zählte in seiner Säftelehre (Seite 121) neben Blut und Schleim auch die Galle (altgriechisch chole) zu den Körpersäften. Daraus leitete die Volksmedizin die Vorstellung ab, dass es einen Zusammenhang zwischen der individuellen Mischung der vier Säfte und der Wesensart eines Menschen gibt. So haben Personen, die zum Jähzorn neigen, einen Überschuss an gelber (saurer) Galle (»Choleriker«); Menschen mit zu viel »schwarzer« Galle neigen dagegen zu Melan»chol«ie. Auch die moderne Naturheilkunde geht davon aus, dass eine gestörte Gallensaftproduktion infolge einer schwachen Leber die Gefühlslage verändern kann: Es werden nicht mehr genügend Nährstoffe aufgenommen, sodass mit der Zeit Vitamine und Mineralstoffe fehlen – Müdigkeit und Erschöpfung sowie eine melancholische Gemütsverfassung sind die Folgen.

fügung stehen. Diese sehr effektive Recycling-Strategie nennen die Mediziner enterohepatischen Kreislauf. Dadurch wird die Leber entlastet, da sie nicht ständig neue Gallensäuren bilden muss.
Die Galle sorgt aber auch dafür, dass essenzielle Stoffe, die wie Cholesterin oder Vitamin A nicht wasserlöslich sind, so »präpariert« werden, dass sie vom Blut transportiert werden können. Außerdem fungiert sie selbst als Transportmedium: Wasserunlösliche Abbauprodukte des Stoffwechsels, überschüssiges Cholesterin oder Medikamente bindet die Gallenflüssigkeit, um sich dann mit ihnen – via Darm – aus dem Körper zu verabschieden.

GALLENSTEINE
Liegen im Gallensaft hohe Konzentrationen an Cholesterin und niedrige an Gallensalzen vor, wird die Bildung von Gallensteinen begünstigt.

Gallenblase – die Vorratskammer der Galle

Ein Großteil der Galle wird von der Leber über den Gallenblasengang (Illustration, Seite 21) in die Gallenblase geleitet, wo sie erst einmal eingedickt (und grün) wird. Die Gallenblase speichert die Galle so lange, bis wir anfangen zu essen. Dann zieht sie sich kurz zusammen – und schon gelangt der Gallensaft über den Gallengang zur Fettverdauung in den Zwölffingerdarm. Dieser Gallengang ist Teil eines Kanalsystems, zu dem sowohl Gänge innerhalb als auch außerhalb der Leber gehören.

Verzweigte Gallengänge

Wenn die Leber Galle freisetzt, fließt diese zunächst von den Leberzellen in die Gallenkanälchen und von dort zur Läppchenoberfläche, wo sich weitere kleine Gallengänge anschließen, die zwischen den feinen Leberläppchen liegen (Illustration, Seite 21). Aus ihnen werden im weiteren Verlauf immer größere Sammelgefäße, die dann in den linken (vom linken Leberlappen ausgehenden) bzw. rechten (aus dem rechten Leberlappen austretenden) Lebergallengang münden. Diese wiederum vereinigen sich an der Leberpforte zum gemeinsamen Lebergallengang. Nächste Station ist der Gallenblasengang, der die Verbindung zur Gallenblase herstellt. Von da ab beginnt der eigentliche Gallengang. Er durchquert den Kopf der Bauchspeicheldrüse und mündet an der Vater-Papille mit dem Ausführungsgang der Bauchspeicheldrüse in den Zwölffingerdarm – den Zielort des Gallensafts.

BAUCHSPEICHELDRÜSE (PANKREAS)
Sie hat zwei Funktionen: Einerseits produziert sie Verdauungssäfte und Enzyme, die in den Zwölffingerdarm fließen, andererseits stellt sie das Hormon Insulin her, das dafür zuständig ist, dass der Blutzucker in die Zellen gelangt.

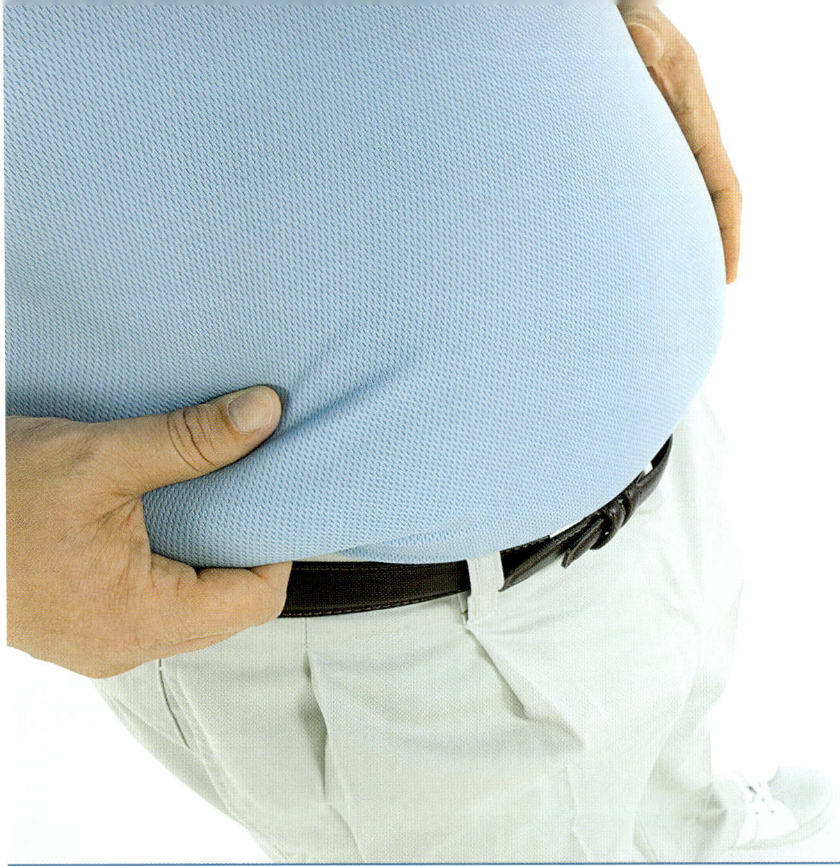

Vom unspezifischen Symptom zur Erkrankung

Die meisten Menschen denken bei einer Leberentzündung an Viren: an das Hepatitis-Virus B oder A, vielleicht auch noch an den Virentyp C, der 1989 entdeckt wurde. Aktuelle Statistiken zeigen jedoch: Nicht heimtückische Krankheitserreger, sondern unser Wohlstandsstil ist inzwischen der häufigste Grund für eine chronische Leberentzündung, allen voran unsere Vorliebe für Alkohol und eine fett- beziehungsweise kohlenhydratreiche Kost, aber auch unsere Abneigung, uns regelmäßig sportlich zu betätigen.

Lautet die Diagnose Virushepatitis oder gar Leberzirrhose, aber auch Gallenblasenentzündung, so ist die Schulmedizin gefragt: Zu groß ist die Gefahr, dass sich schwere Komplikationen entwickeln. Allerdings können bei vielen der im Folgenden aufgeführten Erkrankungen naturheilkundliche Begleitmaßnahmen (ab Seite 44) den Heilungsprozess unterstützen.

Fettleber – die heimliche Volkskrankheit

Wenn man mehr Kalorien (= Maßeinheit der Energie) isst, als der Körper benötigt, bunkert der Organismus die beim Abbau von (zu viel) Fetten, Kohlenhydraten und Eiweißen entstehende überschüssige Energie in den Zellen seines Fettgewebes. Die beste Möglichkeit, diese Fettdepots wieder abzubauen, ist körperliche Aktivität in Form von Ausdauersport (Seite 80).

Bei vielen Menschen macht die für die Bewegung eingesetzte Energie allerdings kaum mehr als 25 Prozent ihres Gesamtenergieumsatzes aus – zu wenig Bewegung im Beruf, zu wenig Sport in der Freizeit. Die Folgen sind typische Wohlstandsleiden wie ausgeprägte Fettpolster, vor allem im Bauchraum (viszerales Bauchfett), Störungen des Zucker- und Fettstoffwechsels und Bluthochdruck. Dieses fatale Quartett nennen Mediziner »metabolisches Syndrom« (Info, Seite 28). Bis Anfang der 1960er-Jahre war es weitgehend unbekannt. Heute gehört es zu den wichtigsten Risikofaktoren für Diabetes, Arteriosklerose, eine Herz-Kreislauf-Erkrankung, die zum Schlaganfall oder Herzinfarkt führen kann, und für eine Fettleber (Steatosis hepatis).

FETTLEBER

Besonders oft sind 55- bis 75-Jährige von einer Fettleber betroffen. Aber auch bei übergewichtigen Kindern lautet die Diagnose inzwischen immer häufiger: Fettleber.

Nicht-alkoholische Fettleber

Liegt ein metabolisches Syndrom vor, wird die Leber gleich von verschiedenen Seiten unter Druck gesetzt, so etwa von frei zirkulierenden Fettsäuren im Blut (Fettstoffwechselstörung!), die nicht mehr in die überfüllten Fettzellen des Bauchfetts passen (bauchbetontes Übergewicht!), oder von einer verringerten Empfindlichkeit der Leber- und Muskelzellen gegenüber dem Blutzuckerhormon Insulin (Insulinresistenz, Seite 120), die typisch für einen (beginnenden) Typ-2-Diabetes ist. Beide Faktoren verstärken sich

METABOLISCHES SYNDROM – DIE RICHTWERTE

Nach den Vorgaben des National Cholesterol Education Program (NCEP) der American Heart Association besteht ein metabolisches Syndrom, wenn mindestens drei der folgenden fünf Kriterien erfüllt sind:

- Bauchbetonte Fettverteilung (Bauchumfang größer als 102 Zentimeter bei Männern, größer als 88 Zentimeter bei Frauen)
- Triglyzeride (Seite 121) von über 150 mg/dl
- HDL-Cholesterin (Seite 118) von weniger als 40 mg/dl bei Männern bzw. weniger als 50 mg/dl bei Frauen
- Blutdruck von 130/85 mmHg oder mehr
- Nüchternblutzucker (Seite 120) von über 110 mg/dl (oder ein nachgewiesener Typ-2-Diabetes)

gegenseitig in ihrer ungünstigen Wirkung auf die Leber, sodass schließlich immer mehr Fett in die Leberzellen eingelagert wird. Gelangen mehr Fette (vor allem Triglyzeride, Seite 121) in die Leber, als abgebaut oder abtransportiert werden, geraten die Leberzellen unter Stress und fahren ihre Stoffwechseltätigkeit zurück. Zudem drosseln sie auch, wie Wissenschaftler der gemeinsamen Forschungsabteilung »Molekulare Stoffwechselkontrolle« des Deutschen Krebsforschungszentrums, des Zentrums für Molekulare Biologie der Universität Heidelberg und des Universitätsklinikums im April 2011 herausgefunden haben, die Produktion eines wichtigen Regulationsproteins (Ko-Aktivator TBL1). Das hat den Effekt, dass die Leber noch weniger Fett verbrennt und stattdessen noch mehr Fettmoleküle einlagert. Dieser Teufelskreis führt direkt in eine nicht-alkoholische Fettleber, für die nicht Alkohol, sondern ein Überangebot an Fett verantwortlich ist.

NICHT NUR FETT

Eine nicht-alkoholische Fettleber können auch Mangelernährung, angeborene Stoffwechselerkrankungen wie die Kupferspeicherkrankheit, Medikamente und Umweltgifte (etwa Dämpfe aus Ölen) hervorrufen.

Überschweres Organ

Lautet die Diagnose »Fettleber«, sind bereits mehr als 50 Prozent der Leberzellen verfettet. Die Leber hat mächtig an Größe und Gewicht zugenommen – im Extremfall ist sie doppelt so schwer wie eine gesunde Leber. In diesem Stadium muss man damit rechnen, dass viele der mit Fett überladenen Leberzellen geschädigt sind. Dies kann sogar eine Entzündung zur Folge haben – der Arzt spricht dann von einer Fettleberentzündung (Steatohepatitis). Wird dieser Prozess nicht gestoppt, droht über kurz oder lang das nächste Stadium: eine Leberzirrhose (Seite 35). Anders als die Fettleber und bis zu einem gewissen Grad auch die Fettleberentzündung ist eine Leberzirrhose mit irreparablen Schäden des Lebergewebes verbunden.

So weit sollte man es nicht kommen lassen: Wenn Sie die Gebote einer lebergesunden Ernährungs- und Lebensweise (ab Seite 84) beherzigen und umgehend Wurst, Weißbrot und Wein vom wöchentlichen Speiseplan streichen, stehen die Chancen gut, dass sich eine verfettete Leber auf ihre ausgezeichnete Regenerationsfähigkeit besinnt und bald wieder zu Höchstleistungen fähig ist.

WICHTIG

Leiden Sie an einer alkoholischen Fettleber, dann sollten Sie neben dem Verzicht auf Alkohol auch mit Medikamenten vorsichtig sein. Auf keinen Fall dürfen Sie jedoch die Medikamente eigenmächtig absetzen. Lassen Sie sich von Ihrem Arzt oder Heilpraktiker beraten.

Alkoholische Fettleber

Alkohol ist ein Zellgift. Er ruft eine Fettleber hervor, indem er die Leberzellen direkt schädigt. Muss die Leber anhaltend Alkohol abbauen, sterben die Zellen ab, ohne dass sie ersetzt werden können. Pro Stunde kann die Leber etwa ein Gramm Alkohol je zehn Kilogramm Körpergewicht verarbeiten. Und da sie den Alkoholabbau stets vorrangig behandelt, ist die Leber bei langjährigem Alkoholkonsum praktisch rund um die Uhr damit beschäftigt. Andere Stoffwechselfunktionen, etwa die Verdauung von Fett, kann sie nicht mehr übernehmen. Das Fett bleibt buchstäblich liegen und lagert sich in den Leberzellen an – eine Alkoholfettleber ist entstanden. Die möglichen Komplikationen entsprechen dann denen der nicht-alkoholischen Fettleber, also vor allem Entzündungen bis hin zur nicht mehr rückbildungsfähigen Leberzirrhose.

Lange Zeit keine Symptome

Eine Fettleber – egal wie sie entstanden ist – spürt man lange Zeit nicht. Erst bei einer deutlichen Vergrößerung kann es sein, dass sich die Leberkapsel mit Druckschmerzen meldet oder dass man sich müde und schlapp fühlt (Seite 15). Anders ist das bei einer

ERHÖHTES RISIKO FÜR GALLENSTEINE

Einige Medikamente erhöhen das Risiko für die Bildung von Gallensteinen, zum Beispiel clofibrathaltige Präparate zur Senkung eines erhöhten Triglyzeridspiegels. Auch Menschen mit einer Leberzirrhose oder mit einer chronisch-entzündlichen Darmerkrankung (Crohn-Krankheit) sind gefährdet.

schweren Leberentzündung: In diesem Fall können sich eine Gelbsucht (unten) und andere Symptome einer Hepatitis entwickeln. Meist wird eine Fettleber jedoch zufällig im Rahmen einer Routineuntersuchung anhand erhöhter Leberwerte festgestellt. Eine Untersuchung mittels Ultraschall offenbart dann eine vergrößerte Leber. Oft ist der Betroffene vollkommen überrascht, wenn die Diagnose plötzlich »Lebererkrankung oder gar »chronische Leberentzündung« lautet.

Gallensteine durch zu viel Cholesterin

Ein anderes typisches »Wohlstandsleiden« sind Gallensteine. Zwar sind an ihrer Entstehung oft auch die Gene schuld, doch Risikofaktor Nummer eins ist eine cholesterinreiche, ballaststoffarme Ernährung. Auch Übergewichtige sind besonders gefährdet. Häufige Fastenkuren oder fettarme Diäten können ebenfalls zu Steinen führen. Da während der Kur oder Diät kein Gallensaft nötig ist, verbleibt er länger in der Gallenblase – und dickt ein. Hinzu kommt, dass durch den Abbau von Körperfett viel Cholesterin freigesetzt wird, das sich in der Galle anreichert. Dadurch steigt das Risiko einer Gallensteinbildung.

Gallensteine entstehen, indem Inhaltsstoffe der Gallenflüssigkeit auskristallisieren. An erster Stelle steht Cholesterin, in etwa 20 Prozent der Fälle bestehen die Steine aus Bilirubin (Seite 23), noch seltener aus Kalziumsalzen. Diese Kristallablagerungen formen sich entweder in der Gallenblase oder im Gallengang zu festen Steinen, die dann den Abfluss der Galle blockieren können. Wandern die Gallensteine, kann auch die Bauchspeicheldrüse in Mitleidenschaft gezogen werden, es entsteht dann eine akute Bauchspeicheldrüsenentzündung. Außerdem sind Gallensteine die Hauptursache für eine Gallenblasen- oder Gallengangentzündung – und für eine Gallenkolik.

Von Gelbsucht bis hin zur Gallenkolik

Meist spürt der Betroffene nichts von seinen Gallensteinen; sie bleiben stumm. Es kann aber sein, dass er plötzlich den Sonntagsbraten und andere fette, gebratene Speisen oder auch Kaffee und

In 5 Schritten zum Leber-Normalmaß

Spezielle Medikamente zur Behandlung einer Fettleber gibt es nicht. Wurde bei Ihnen eine Fettleber festgestellt, können Sie jedoch innerhalb weniger Wochen dafür sorgen, dass sie wieder auf Normalmaß zurückschrumpft:

1. Bauen Sie Fettpolster ab!

Menschen mit einer Fettleber dürfen ihre Pfunde nur langsam purzeln lassen. Fastenkuren oder eine streng kalorienarme Diät können die Lebererkrankung verschlechtern, weil die kranke Leber dann vermehrt Fett abbauen bzw. verstärkt entgiften muss – das überlastet sie, und sie kann sich nicht regenerieren. Empfohlen wird deshalb eine Gewichtsreduktion um etwa zehn Prozent des Ausgangsgewichts über sechs Monate bzw. um 250 bis 500 Gramm Körpergewicht pro Woche. Verteilen Sie Ihr Essen auf mehrere kleine Portionen über den Tag. Fett- und/oder kohlenhydratreiche Mahlzeiten sollten Sie möglichst vermeiden. Verwenden Sie bei der Zubereitung Ihrer Speisen Pflanzenöle, etwa Rapsöl zum Braten und Olivenöl zum Salat. Wichtig ist eine rohkostreiche Ernährung mit viel Obst und Gemüse sowie bitterstoffreichen Lebensmitteln (Seite 45).

2. Verzichten Sie auf Alkohol!

Das gilt nicht nur für Menschen mit einer alkoholischen Fettleber! Lassen Sie sich ärztlich beraten, wenn Ihr Alkoholkonsum zu hoch ist.

3. Stellen Sie das Rauchen ein!

Abgesehen davon, dass Rauchen grundsätzlich der Gesundheit schadet, fördert regelmäßiger Nikotinkonsum (auch Passivrauchen) die Entstehung einer Fettleber. Durch das Nikotin werden ungebremst Fettsäuren gebildet, weil Nikotin einen Ausschaltmechanismus außer Kraft setzt.

4. Bewegen Sie sich mehr!

Entschließen Sie sich zu regelmäßigem Ausdauersport (etwa Joggen, Schwimmen, Ergometer-Training). Moderate Bewegung im Ausdauerbereich unterstützt nachweislich die Regeneration einer Fettleber. Auf diese Weise bringen Sie nicht nur Ihr (Bauch-) Fettgewebe zum Schmelzen, sondern Sie erhöhen auch die Empfindlichkeit der Muskelzellen gegenüber Insulin.

5. Führen Sie eine vierwöchige Leberschutz-Kur durch!

Wie Sie dabei am besten vorgehen, erfahren Sie ab Seite 108. Besprechen Sie jedoch vorab mit Ihrem Arzt oder Heilpraktiker, wann Sie die verschiedenen Entgiftungs- und Revitalisierungsmaßnahmen einleiten sollten.

kalte Getränke nicht mehr gut verträgt. Man spürt einen Druck im (rechten) Oberbauch, hat ein unangenehmes Völlegefühl und Blähungen. Verlegt ein Gallenstein den Gallengang, kommt es zu einer Gallenstauung in den Gallengängen, wodurch Bilirubin und andere gallenpflichtige Substanzen nicht in den Darm entsorgt werden können, sondern ins Blut übertreten. Die Folge ist eine Gelbsucht, der Urin färbt sich dunkel, der Stuhl hell. Außerdem juckt die Haut am ganzen Körper, weil sich unter anderem Gallensäuren vermehrt in der Haut abgelagert haben.
Verkeilt sich der Stein im Hals oder Ausführungsgang der Gallenblase, kommt es zur Gallenkolik mit heftigsten krampfartigen oder wellenförmigen Schmerzen im Oberbauch, die häufig in den Rücken und in die rechte Schulter ausstrahlen. Lassen die Schmerzen plötzlich schlagartig nach, hat sich der Stein von selbst gelöst und ist in den Darm gewandert.

Wenn sich Gallenblase oder Gallengänge entzünden

Wenn Steine den Gallenabfluss stören, staut sich die Galle in der Gallenblase – sie entzündet sich. Oft heizen im weiteren Verlauf Darmbakterien, die aus dem Zwölffingerdarm über den verbindenden Gallengang in die Gallenblase eingewandert sind und sich nun in der aufgestauten Galle vermehren, die Entzündungsreaktion weiter an. An eine Gallenblasenentzündung muss man denken, wenn Schmerzen im rechten Oberbauch heftiger werden und gürtelförmig in den Rücken ausstrahlen. Fast immer treten Brechreiz, Fieber, mitunter auch eine Gelbsucht auf.
Da die Gefahr besteht, dass die Gallenblasenentzündung Gallengänge und Bauchspeicheldrüse erfasst oder dass Erreger in die Blutbahn geraten und eine Blutvergiftung auslösen, gibt es zur operativen Entfernung der Gallenblase meist keine Alternative. Das gilt auch für Gallensteine, die zu Beschwerden geführt haben. Die früher übliche Auflösung von Gallensteinen mithilfe von Stoßwellen (extra-korporale Stoßwellen-Lithotripsie) oder Medikamenten wird heute nur noch in Ausnahmefällen durchgeführt, etwa wenn sich kleine Steine im Rahmen einer Schwangerschaft entwickelt haben.

GALLENBLASEN-OPERATION
Eine entzündete Gallenblase wird heute in der Regel endoskopisch, das heißt mittels eines flexiblen Sicht- und Operationsinstruments entfernt. Danach erfolgt meist eine Antibiotikatherapie.

Virushepatitis

Ausgangspunkt ist eine Infektion der Leberzellen mit Hepatitis-Viren. In unseren Breiten spielen Viren mit den Bezeichnungen A, B, C und D die wichtigste Rolle (Seite 34); das Hepatitis-E-Virus kommt vor allem in Asien, Afrika und Mexiko vor. Hepatitis-Viren gelangen über das Blut in die Leberzellen. Hierbei werden die Leberzellen entweder direkt zerstört (etwa durch Hepatitis-C-Viren), oder die Zerstörung der befallenen Leberzellen geht auf eine Immunreaktion des Organismus zurück. Das Abwehrsystem versucht, die Eindringlinge unschädlich zu machen beziehungsweise wieder loszuwerden; dieser Mechanismus wird vor allem durch Hepatitis-B-Viren ausgelöst.

IMPFUNG
Einen wirksamen Schutz vor einer Infektion mit Hepatitis-A- und -B-Viren bietet die Schutzimpfung.

Daran erkennt man die Virushepatitis

Eine Virushepatitis beginnt oft mit grippeähnlichen Symptomen, leichtem Fieber und Abgeschlagenheit. Ebenso sind vorübergehende Gelenkschmerzen, Magen-Darm-Beschwerden wie Appetitlosigkeit, Übelkeit, Durchfall und manchmal auch Oberbauchschmerzen typisch. Danach nisten sich die Viren in der Leber ein, was meist zu einer Vergrößerung der Leber, mitunter auch zu einer Gelbsucht (Seite 30) führt. Während die Formen Hepatitis A und E nach vier bis acht Wochen häufig von selbst ausheilen, kommt es bei Hepatitis B, C und D oft zum chronischen Verlauf. In diesem Fall ist das Risiko für eine Leberzirrhose (Seite 35) und auch für Leberkrebs erhöht. Außerdem können die Betroffenen andere infizieren (»Übertragungswege«, Seite 34).
Als Medikamente kommen virushemmende Mittel (Virustatika) oder Interferone (Seite 118) infrage, die die natürliche Immunreaktion zur Abwehr von Viren steigern.
Verzichten Sie im Akutstadium einer Virushepatitis auf Alkohol und auf alle Medikamente, die nicht unbedingt erforderlich sind. Bei einer chronischen Hepatitis kann zudem eine phytotherapeutische Begleittherapie, zum Beispiel mit Präparaten aus Mariendistel, Schöllkraut und Artischocke, die Leber in ihrer Stoffwechselleistung unterstützen; auch eine homöopathische Behandlung (Seite 67) kann helfen.

HEPATITIS E
Hepatitis E wird wie Hepatitis A hauptsächlich oral übertragen. Zudem können bestimmte Hepatitis-E-Virustypen von Tieren wie Schweinen oder Katzen auf den Menschen übergehen.

Die Übertragungswege der Hepatitis-Erreger

Je nach Virustyp erfolgt eine Ansteckung mit Hepatitis über unterschiedliche Übertragungswege. Während beispielsweise eine Infektion mit dem Hepatitis-A-Virus meist im Urlaub passiert, lauert die Gefahr, an Hepatitis B zu erkranken, praktisch überall – unabhängig davon, welcher Hygienestandard im jeweiligen Land oder in der jeweiligen Region herrscht.

Hepatitis A

Sie gilt als Reisekrankheit, denn eine Infektionsgefahr besteht vor allem in Ländern mit einem niedrigen hygienischen Standard.
Übertragung: Meist oral durch verunreinigtes Trinkwasser und verunreinigte Nahrungsmittel, mitunter auch durch Schmierinfektion (wie Speichel, Sperma, Fäkalien) verursacht.

Hepatitis B

Sie ist weltweit die häufigste Hepatitis-Erkrankung. In Deutschland sind bis zu 600.000 Menschen mit dem Hepatitis-B-Virus infiziert – manche davon wissen es nicht einmal.
Übertragung: Oft durch ungeschützten Sexualkontakt, auch über den Blutweg und andere infizierte Körperflüssigkeiten, etwa über Bluttransfusionen; bei Drogenabhängigkeit durch infiziertes Spritzbesteck oder bei der Geburt von der infizierten Mutter auf das Kind.
Hinweis: Geht die Krankheit in ein Dauerstadium über, trägt der Betroffene das Virus Jahre, mitunter sogar lebenslang in sich, ohne krank zu sein. Dabei können sich auch andere über die genannten Ansteckungswege infizieren.

Hepatitis C

Sie ist weltweit auf dem Vormarsch. Allein in Deutschland sind rund 500.000 Menschen betroffen. Meist setzt sich das Virus chronisch im Körper fest und kann ohne stark wirksame Medikamente nicht besiegt werden – das gelingt jedoch inzwischen bei bis zu 70 Prozent der Betroffenen. Hepatitis C ist allerdings weniger ansteckend als Hepatitis B.
Übertragung: Über infiziertes Blut. Ungeschützter Geschlechtsverkehr ist zwar kein typischer Übertragungsweg, trotzdem ist ein Schutz durch Kondome sinnvoll!

Hepatitis D

Sie tritt immer zusammen mit einer Hepatitis-B-Virusinfektion auf – dies ist hierzulande bei etwa 30.000 Menschen der Fall.
Übertragung: Durch Blut, Sperma oder über die Muttermilch.

Leberzirrhose

Leberzirrhose ist die Spätfolge verschiedener Lebererkrankungen und wird in Europa jährlich bei ca. 250 Personen pro 100.000 Einwohnern diagnostiziert – bei Männern häufiger als bei Frauen, wobei man den Grund nicht kennt. Kennzeichen ist ein fortschreitender Umbau des Lebergewebes mit Knötchen- und Narbenbildung, wodurch die Leberfunktion zunehmend beeinträchtigt wird. Schreitet der Prozess fort, kommt es über kurz oder lang zu lebensbedrohlichen Komplikationen; deshalb hängt die Lebenserwartung vom Stadium der Leberzirrhose ab.

In 60 Prozent ist langjähriger übermäßiger Alkoholkonsum, in 30 Prozent eine chronische Hepatitis vom Typ B, C oder D (links) die Ursache. Andere Auslöser sind eher selten, so zum Beispiel eine Autoimmunhepatitis (Seite 118), die langjährige Einnahme leberschädigender Medikamente oder die Einwirkung von bestimmten Chemikalien (zum Beispiel Arsen, Tetrachlorkohlenwasserstoffe). Aber auch erblich bedingte Stoffwechselerkrankungen wie die Eisenspeicherkrankheit (Hämochromatose), die Kupferspeicherkrankheit (Wilson-Krankheit) oder ein Alpha-1-Antitrypsin-Mangel, autoimmune chronische Erkrankungen der Gallenwege (primäre biliäre Leberzirrhose), mitunter auch eine schwere langjährige Herzschwäche (chronische Rechtsherzinsuffizienz) können Ausgangspunkte für eine Leberzirrhose sein.

FOLGEN EINER LEBERZIRRHOSE
Weil die Entgiftung der Leber zunehmend versagt, schädigt eine Leberzirrhose Gehirn und Nerven, auch die Blutgerinnung ist gestört: Man blutet schneller und neigt zu »blauen Flecken«.

Welche Beschwerden treten auf?

Da die Leber viele Funktionen hat, ruft eine Leberzirrhose im fortgeschrittenen Stadium die verschiedensten Störungen hervor. Besonders gravierende Auswirkungen haben die nachlassende Entgiftungsfunktion sowie die verminderte Bildung von Eiweißen und Blutgerinnungsfaktoren.

> Zunächst stehen Allgemeinbeschwerden wie Müdigkeit, Abgeschlagenheit und Leistungsminderung im Vordergrund. Aber auch Blähungen, Übelkeit und Druckschmerzen im Oberbauch, eventuell auch Gewichtsverlust treten auf. Hormonelle Störungen, Gelbsucht und Blutungsneigung zeigen sich erst im späteren Stadium.

- Mit der Zeit entwickeln sich charakteristische Haut- und Schleimhautveränderungen (Leberhautzeichen) wie Gefäßspinnen auf der Haut (Spider naevi), gerötete Handinnenflächen und eine verstärkte Venenzeichnung in der Bauchnabelregion. Die Zunge ist glatt und rot, die Haut wird immer dünner.
- Im Endstadium kann sich eine bakterielle Bauchfellentzündung entwickeln. Außerdem kommt es zu Nierenversagen, Auszehrung und zu einer Beeinträchtigung der Gehirnfunktionen (hepatische Enzephalopathie). Diese mündet in ein Leberkoma, wenn die Entgiftungsfunktion der Leber vollständig versagt.
- Durch den Umbau des Lebergewebes zu Bindegewebe wird die Durchblutung der Leber stark behindert; der Druck in Pfortader und Leberschlagader steigt an (Pfortaderhochdruck). Nun sucht sich das Blut einen anderen Weg und fließt unter anderem über Venen an der unteren Speiseröhre zum Herz zurück. Die betroffenen Blutgefäße weiten sich, es bilden sich Krampfadern (Ösophagusvarizen). Bluten sie, besteht Lebensgefahr, sie müssen dann in der Klinik sofort verödet werden. Auch Flüssigkeitsansammlungen in der Bauchhöhle (Bauchwassersucht) und eine Vergrößerung der Milz sind typisch.

LEBERWERTE OKAY?
Manchmal sind die Leberwerte noch im Normbereich, auch wenn mit der Leber schon längst etwas nicht mehr stimmt. Deshalb gehört zur Leberkrebsvorsorge immer auch eine Ultraschalluntersuchung.

Wie wird behandelt?

Ein weit fortgeschrittener Umbau der Leber ist nicht mehr rückgängig zu machen; in diesem Fall ist eine ursächliche Therapie nicht möglich. Bei Bedarf werden Vitaminpräparate zum Ausgleich von Mangelerscheinungen verordnet, so etwa Folsäure und Vitamin B_1. Als letzter Ausweg kommt eine Lebertransplantation in Betracht. Wichtigste Maßnahme ist, alle leberbelastenden Substanzen konsequent zu meiden, allen voran Alkohol und leberschädigende Medikamente. Bei Pfortaderhochdruck (Seite 121) werden Betablocker (wie Propranolol, Seite 118), bei Bauchwassersucht spezielle wassertreibende Mittel verabreicht; zudem muss bei Letzterer die Kochsalzzufuhr eingeschränkt und die Flüssigkeitszufuhr auf maximal 1,5 Liter pro Tag reduziert werden. Unerlässlich ist auch eine Ernährungsumstellung, die reich an Kalorien (nicht weniger als 2500 Kalorien pro Tag) und Eiweiß ist.

Kranke Leber? Das Blut gibt Auskunft!

Ob sich bei Ihrer Leber eine Funktionsstörung anbahnt, lässt sich bereits mithilfe einer einzigen Blutuntersuchung ermitteln. Sind die Leberzellen angeschlagen, setzt die Leber nämlich bestimmte Enzyme frei, die dann ins Blut gelangen. Je nachdem, welches Enzym vermehrt im Blut auftritt und wie hoch dessen gemessener Wert ist, können Rückschlüsse auf Art und Schwere der Erkrankung gezogen werden. Allerdings lässt sich eine Leberentzündung anhand der Bestimmung der Leberwerte (Seite 38) häufig nicht zweifelsfrei feststellen: Bei manchen Erkrankten sind die Leberwerte völlig unauffällig.

Erhöhte Leberwerte müssen abgeklärt werden!

Ein erhöhter Leberwert, vor allem der GPT-Wert, ist immer ein Alarmsignal. Deshalb wird Ihnen der Therapeut in diesem Fall zu weiteren Untersuchungen raten, um die Ursachen abzuklären. Je nach Fragestellung können weitere Blutwerte herangezogen werden, zum Beispiel Bilirubin (Seite 23) oder der Quick-Wert (Seite 121). Mit Letzterem lässt sich abklären, ob die Leber (noch) leistungsfähig genug ist, ausreichend Gerinnungsfaktoren bereitzustellen. Gibt es Hinweise auf eine Virushepatitis, werden zusätzlich Antikörper im Blut bestimmt; bei Verdacht auf Leberkrebs kann das Alpha-1-Fetoprotein (AFP) als Tumormarker (Seite 121) gemessen werden.

Ultraschalluntersuchung der Leber

Bei erhöhten Leberwerten erfolgt in der Regel eine Untersuchung der Leber, Gallenblase und Gallengänge mithilfe von Ultraschallwellen. Auf diese Weise können etwa Abweichungen der Echogenität (Intensität, in der sich ein Organ bei einer Sonografie abzeichnet), Größe oder Struktur der genannten Organe sowie Zysten, Verfettungen, Erweiterung der Gallengänge, Gallensteine, Anzeichen für einen Pfortaderhochdruck und Raumforderungen aufgedeckt werden. Mitunter wird zusätzlich ein Kontrastmittel eingesetzt, um das zu untersuchende Gewebe besser von den umgebenden Strukturen abgrenzen zu können. Auch die Entnahme

BILIRUBIN ERHÖHT

Bilirubin ist im Blut erhöht, wenn die Leber geschädigt ist und/oder wenn der Gallenabfluss blockiert ist. Dies kann durch einen Stein, aber auch durch einen Tumor passieren.

Die wichtigsten Leberwerte

Wenn Ihr Arzt oder Heilpraktiker im Rahmen eines Check-ups Ihre »Leberwerte« überprüfen möchte, meint er die vier unten genannten Enzyme. Ist eines oder mehrere dieser Enzyme höher als der gültige Normwert, kann eine Funktionsstörung beziehungsweise eine Erkrankung der Leber die Ursache sein.

Alanin-Aminotransferase (ALT oder ALAT), auch Glutamat-Pyruvat-Transaminase (GPT) genannt

- Funktion: Beteiligung am Eiweißabbau in der Leber
- Normalwert bei Frauen: unter 34 U/l (0,56 µkatal/l)
- Normalwert bei Männern: unter 45 U/l (0,74 µkatal/l)
- Voraussetzung für erhöhten Wert: zum Beispiel akute oder chronische Lebererkrankung; Schädigung der Leber (etwa durch Alkohol)

Aspartat-Aminotransferase (AST), auch bekannt als Glutamat-Oxalacetat-Transaminase (GOT)

- Funktion: Beteiligung am Eiweißabbau in der Leber
- Normalwert bei Frauen: unter 31 U/l (0,52 µkatal/l)
- Normalwert bei Männern: unter 35 U/l (0,58 µkatal/l)
- Voraussetzung für erhöhten Wert: zum Beispiel akute oder chronische Lebererkrankung; Schädigung der Leber (etwa durch Alkohol)

Gamma-Glutamyltransferase (Gamma-GT, GGT)

- Funktion: unter anderem Schutz der Zellhüllen vor oxidativer Zerstörung
- Normalwert bei Frauen: unter 40 U/l
- Normalwert bei Männern: unter 60 U/l
- Voraussetzung für erhöhten Wert: zum Beispiel akute oder chronische Virushepatitis; akute Alkoholhepatitis; Fettleber

Alkalische Phosphatase (AP)

- Funktion: setzt unter anderem bei alkalischem pH-Wert des Bluts Phosphate aus Verbindungen mit anderen Substanzen frei
- Normalwert bei Frauen: 55–105 U/l
- Normalwert bei Männern: 40–130 U/l
- Voraussetzung für erhöhten Wert: zum Beispiel Gallenwegerkrankung oder Gallenstau; Virushepatitis

(Normalwert nach Lothar Thomas (Hrsg.): Labor und Diagnose. TH-Books Verlagsgesellschaft mbH, Frankfurt/Main 2012, 2 Bände, 8. Auflage)

einer Gewebeprobe aus der Leber (Leberbiopsie), etwa zur Abklärung eines verdächtigen Knotens oder des Stadiums einer Leberzirrhose, erfolgt ultraschallgestützt.

Weitere Untersuchungsmethoden

Lässt sich mit Ultraschall keine eindeutige Diagnose ermitteln, kommen weitere bildgebende Verfahren in Betracht.

- Computertomographie oder Kernspintomographie: Bei diesem Verfahren werden mithilfe von Röntgenstrahlen detaillierte Schichtaufnahmen der zu untersuchenden Körperregionen beziehungsweise Organe angefertigt. Das Körperinnere wird als dreidimensionale Abbildung dargestellt. Mit der Computertomographie kann zum Beispiel die exakte Ausbreitung eines Lebertumors ermittelt werden.
- Endoskopisch retrograde Cholangiographie (ERC): Darunter versteht man eine sehr genaue Röntgenuntersuchung. Mit der Methode lassen sich die Gallengänge und die Gallenblase präzise darstellen und auf Steine, Verengungen als Folge einer Entzündung oder auf Tumoren untersuchen.
- Endoskopisch retrograde Cholangiopankreatikographie (ERCP): Dies ist eine Kombination aus endoskopischer und Röntgenkontrastuntersuchung der Gallenwege und des Bauchspeicheldrüsengangs. Über den Mund wird ein Endoskop (Instrument zur Untersuchung von Körperhöhlen) in den Zwölffingerdarm geschoben, in den die Gallen- und Bauchspeicheldrüsengänge münden (Illustration, Seite 10). Nach Einspritzen eines Kontrastmittels in die Gänge wird eine Röntgenaufnahme gemacht. Wie bei der ERC lassen sich in den Gallengängen oder der Gallenblase Steine, entzündliche Verengungen oder Tumoren darstellen, bei der ERCP kann auch gleich operiert werden.
- Magnetresonanz-Cholangiopankreatikographie (MRCP): Mit dieser Variante der ERCP werden Gallenwege, Bauchspeicheldrüsengang und Leber kernspintomographisch mit Gabe von nicht jodhaltigem Kontrastmittel untersucht, zum Beispiel um eine chronische Entzündung der Gallenwege abzuklären. Das Verfahren dient ausschließlich diagnostischen Zwecken.

HINWEIS

Die Magnetresonanz-Cholangiopankreatikographie (MRCP) ist zurzeit eine relativ teure Untersuchung und gehört deshalb (noch) nicht zu den Standarduntersuchungen.

Test: Wie gesund ist Ihre Leber?

2010 hat das Leber Centrum des Klinikums der LMU München zusammen mit dem Bayerischen Staatsministerium für Umwelt und Gesundheit, mit Ärzte- und Apothekerverbänden und der AOK Bayern den Lebercheck entwickelt – 10 Fragen, die Sie über Ihr Risiko einer Lebererkrankung aufklären.

1. Wie alt sind Sie?

- unter 40 Jahre — 0 Punkte
- 40–60 Jahre — 1 Punkt
- über 60 Jahre — 2 Punkte

☐

2. Wie ist Ihr Body-Mass-Index (Seite 90)?

- 19–25 — 0 Punkte
- bis 30 — 1 Punkt
- 31–40 oder unter 19 — 4 Punkte
- über 40 — 6 Punkte

☐

3. Nehmen Sie regelmäßig Medikamente ein?

- nein — 0 Punkte
- ja, 1 Medikament — 1 Punkt
- ja, mehrere Medikamente — 2 Punkte

☐

4. Treiben Sie Sport?

- nein — 2 Punkte
- gelegentlich — 1 Punkt
- mehrmals wöchentlich — 0 Punkte

☐

5. Wie hoch ist Ihr Alkoholkonsum?

- unter 1 Glas Bier/Wein täglich — 0 Punkte
- bis 2 Gläser (Frauen) bzw. 3 Gläser (Männer) Bier/Wein täglich — 2 Punkte
- mehr bzw. auch hochprozentiger Alkohol — 4 Punkte

☐

6. Wie hoch ist Ihr Kaffeekonsum?

- bis zu 2 Tassen täglich — 1 Punkt
- über 2 Tassen täglich — 0 Punkte

☐

7. Sind Sie gegen Hepatitis B geimpft?

- ja — 0 Punkte
- weiß nicht — 1 Punkt
- nein — 2 Punkte

☐

8. Wie riskant ist Ihr Sexualverhalten?

- nur mit demselben Partner bzw. immer mit Kondom — 0 Punkte
- gelegentlich mit wechselnden Partnern und ohne Kondom — 2 Punkte

- häufig mit wechselnden Partnern und ohne Kondom 4 Punkte

(Hepatitis B kann zum Beispiel sexuell übertragen werden!)

☐

9. Haben Sie ein Druckgefühl im rechten Oberbauch?

- nein 0 Punkte
- gelegentlich 1 Punkt
- häufig 3 Punkte

☐

10. Haben Sie folgende Symptome schon einmal bemerkt?

1. spinnenförmige Äderchen auf der Haut
2. Gelbfärbung der Augen oder Haut (Gelbsucht)
3. glänzende Rötung der Handinnenfläche
4. dauerhafter und starker Juckreiz

- nein, keines der Symptome 0 Punkte
- 1 Symptom 3 Punkte
- 2 Symptome 6 Punkte
- mehr als 2 Symptome 12 Punkte

☐

Auswertung

Zählen Sie nun Ihre Punkte zusammen:

0–7 Punkte: Sie gehören vermutlich nicht zu dem Personenkreis, der durch Lebererkrankungen gefährdet ist.

8–11 Punkte: Ihr Risiko ist gering. Zeigt Ihr BMI starkes Übergewicht an und/oder trinken Sie regelmäßig Alkohol, sollten Sie Ihre Leberwerte dennoch überprüfen lassen.

12–16 Punkte: Sie haben ein Risiko für Lebererkrankungen und sollten sich bald untersuchen lassen, insbesondere wenn Sie bereits typische Symptome haben, wie etwa eine Gelbsucht und/oder dauerhaft erhöhte Leberwerte. Jetzt ist wichtig: Verzichten Sie auf Alkohol und beherzigen Sie unsere lebergesunden Empfehlungen (ab Seite 84)!

Ab 17 Punkten: Achtung! Ihr Risiko, eine Lebererkrankung zu erleiden, ist hoch. Sie sollten sich umgehend ärztlich untersuchen und auch Ihre Leberwerte überprüfen lassen!

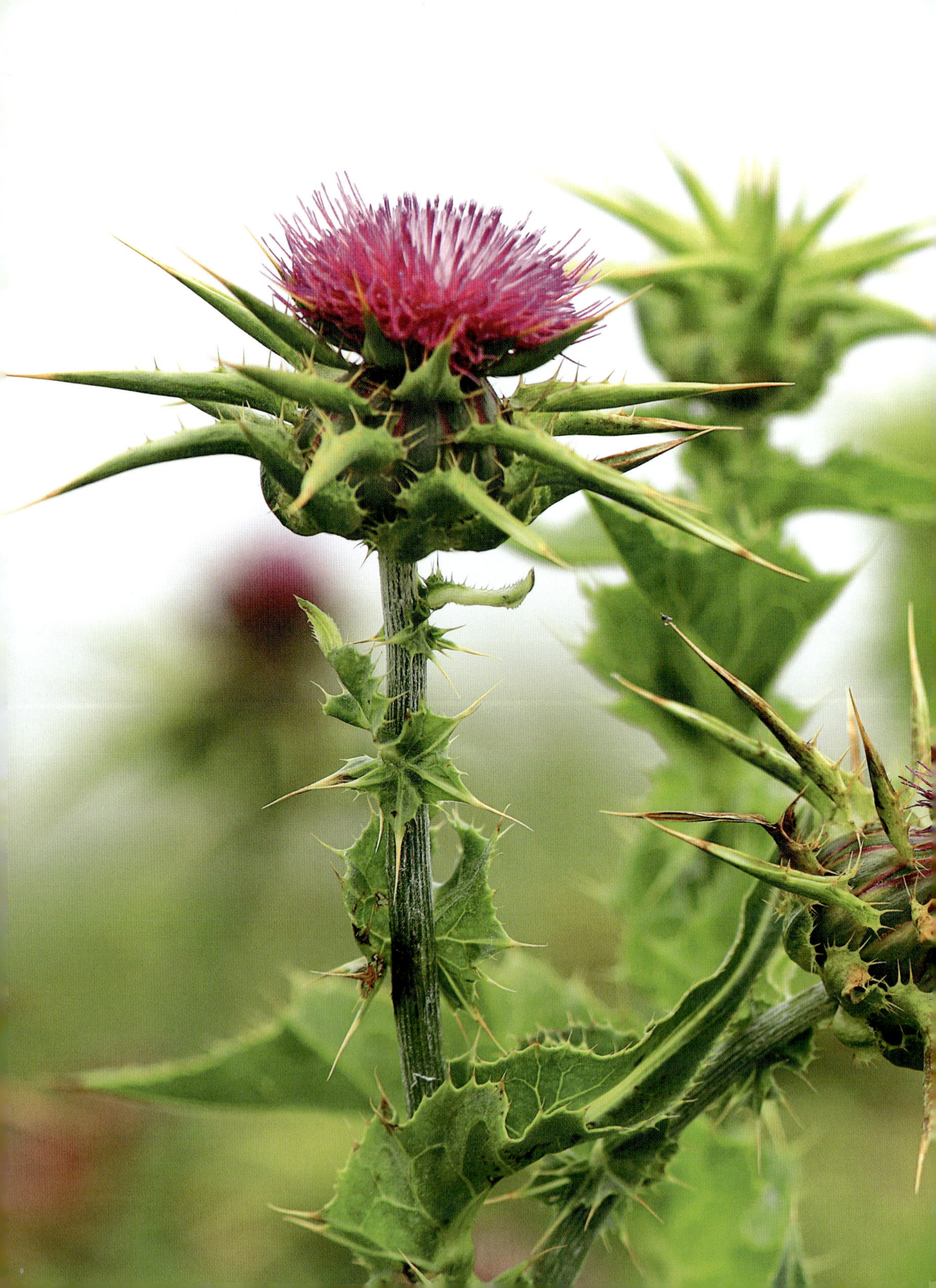

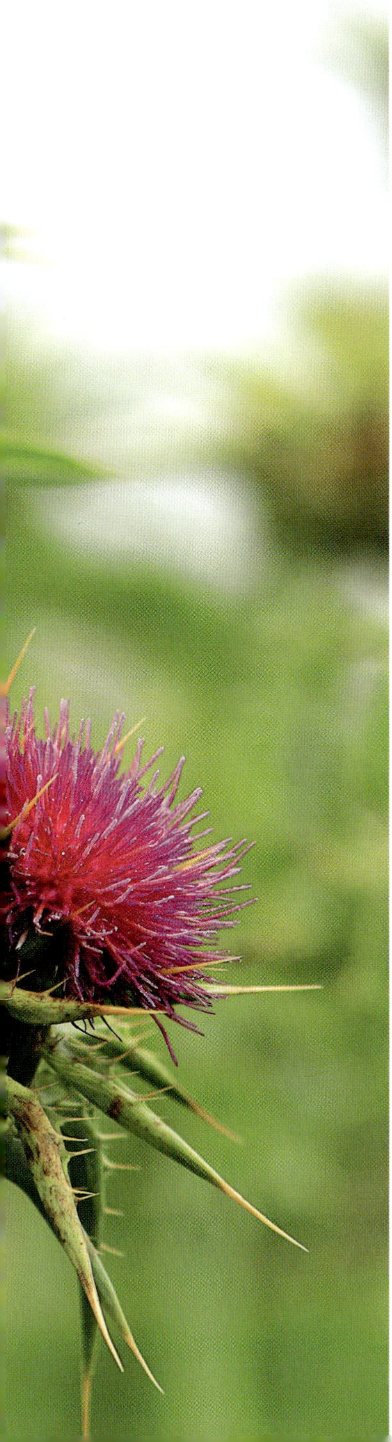

DIE LEBER NATÜRLICH STÄRKEN

Die moderne Alternativmedizin kennt bewährte Therapien, mit denen Sie Ihren Körper sanft, aber nachhaltig entgiften, Ihre Leberfunktion verbessern können und wieder leistungsfähiger werden.

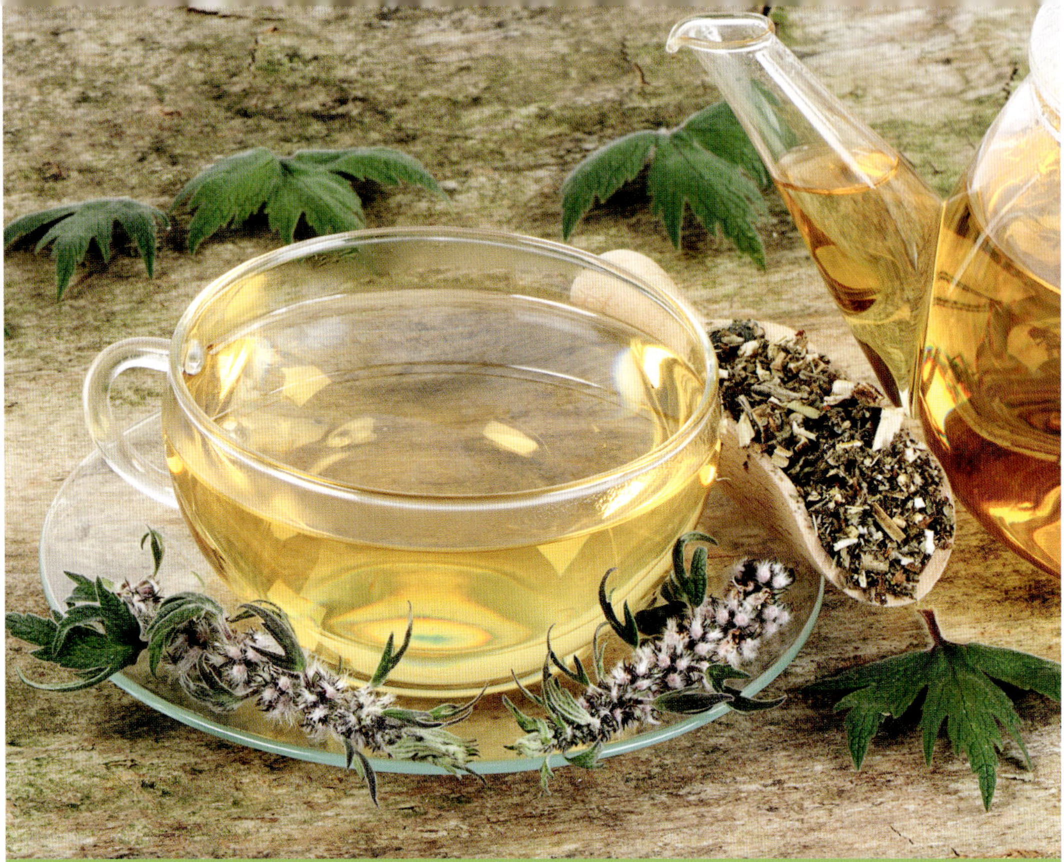

Hilfe aus der Naturapotheke

Schon seit dem Altertum wenden Ärzte und Heilkundige auf der ganzen Welt Heilpflanzen an, um Leber und Galle zu entlasten und zu schützen. Hippokrates, Paracelsus, Hildegard von Bingen oder Pfarrer Kneipp – sie alle kannten Wege, die Funktion der Leber und damit die Gesundheit nachhaltig zu verbessern. Gerade zur Vorbeugung oder Selbsthilfe bei leichten Beschwerden sind diese Maßnahmen hervorragend geeignet, Besserung zu erzielen – damit Sie wieder kraftvoll Ihren Alltag bewältigen können.

Leberschutz durch die Kraft der Pflanzen

Auch wenn die Menschen der Antike noch nichts von der zentralen Rolle der Leber als wichtigstem Entgiftungs- und Stoffwechselorgan des Körpers wissen konnten, waren sie doch fest davon überzeugt, dass die Leber der »Sitz des Lebens« (und des Denkens und Fühlens) ist. Wer eine starke Leber hatte, konnte aus dem Vollen schöpfen und sich seiner Kraft für ein langes Leben gewiss sein. Dazu passte natürlich auch, dass sich die Leber wie kein anderes Organ regenerieren konnte.

Starke Leber – Voraussetzung für die Genesung

Wenn ein Organ in der Lage ist, sich selbst zu heilen, dann lässt sich diese besondere Fähigkeit auch für die Entfaltung der Selbstheilungskräfte nutzen, die der kranke Körper braucht, um wieder gesund zu werden. So dachten zumindest die Ärzte der Antike und bauten in ihre Behandlung oft auch Maßnahmen zur Stärkung der Leber ein – mitunter sogar, wenn es sich um Beschwerden wie Lähmungen oder Hautausschlag handelte. Dabei kamen vor allem Heilpflanzen zur Anwendung – die einzige Medizin zum Einnehmen oder Auftragen, die damals zur Verfügung stand.

Spätestens seit der fünfbändigen Arzneimittellehre »De Materia medica« des berühmten griechischen Kräuterheilkundlers Dioskurides (ca. 40–90 n. Chr.) waren sich die Heilkundigen darüber einig, welche Gewächse es verdient hatten, als »wahre« Leberpflanzen bezeichnet zu werden – und zwar bitter schmeckende Kräuter wie Löwenzahn, Gelbwurz oder Wermut. Später wurden auch der Mariendistel und der Artischocke herausragende leberwirksame Eigenschaften zugeschrieben. Beiden ist ebenfalls ein bitterer Geschmack zu eigen.

SCHÄTZE AUS DEM KLOSTER

Hildegard von Bingen hinterließ mit ihrer Kräuterkunde der Nachwelt einen großen Heilmittelschatz, auf den die Phytotherapie bis heute zurückgreift.

Hildegard von Bingens Vorliebe für die Mariendistel

Vor allem in der Klostermedizin der Hildegard von Bingen (1098–1179) spielten bittere Kräuter eine wichtige Rolle, sei es um die »Wärmenerven im Magen« zu stimulieren oder um zerbrochene Knochen wieder »zusammenzuleimen«. Zu den Pflanzen, die sie stets besonders hervorhob, gehörte – neben der Bitterpflanze Gal-

DAS BESONDERE AN BITTERSTOFFEN

Bitterstoffe gehören zu den sekundären Pflanzenstoffen, sie verleihen den Pflanzen ihren bitteren Geschmack, womit sie sich vor Fressfeinden schützen.
Wenn wir Bitteres essen oder trinken, entfaltet sich die Wirkung praktisch sofort: Über die Geschmacksknospen der Zunge beeinflussen die Bitterstoffe die Verdauungsdrüsen, indem sie diese reflektorisch zu einer verstärkten Sekretion von Verdauungssäften anregen. Es werden vermehrt Speichel und Magensaft produziert; Bauchspeicheldrüse, Leber und Gallenblase bilden und geben verstärkt Sekret bzw. Gallenflüssigkeit ab.
Für diese Reaktionen muss das Bittere geschmeckt werden, deshalb sind Bitterstoffe nur als Bestandteile von Tinkturen oder in Bitterkräutern als Tee erhältlich.

gant – die Mariendistel, die wegen ihrer purpurroten Blüten an den Stängelspitzen eine der schönsten Disteln ist. Hildegard von Bingen verwendete sie insbesondere bei stechenden Schmerzen im Herz, bei Leberleiden und Seitenstechen.

Mariendistel – Star unter den Leberpflanzen

Inzwischen haben biochemische Analysen die Erfahrungen Hildegard von Bingens bestätigt: 1968 gelang es den Wissenschaftlern Wagner, Hörhammer und Seitz, aus den Früchten der Mariendistel (Foto, Seite 42/43) den Wirkstoffkomplex Silymarin zu isolieren. Dies ist ein Gemisch von leberschützenden Substanzen (vor allem der Flavanolderivate Silibinin, Silychristin und Silydianin), das tatsächlich Beschwerden wie »stechende« Schmerzen lindert. Dank vieler weiterer Analysen und Studien kennt man die leberwirksamen Eigenschaften von Silymarin heute ziemlich genau. So stabilisiert der Komplex, der übrigens nicht zu den Bitterstoffen, sondern zu einer weiteren Gruppe der sekundären Pflanzenstoffe, den Flavonoiden, gehört, unter anderem die Hüllen (Membranen) der Leberzellen und stimuliert die Regeneration und Bildung neuer Leberzellen. Außerdem regt Silymarin die Gallensaftbildung und -ausscheidung an. Darüber hinaus ist der Wirkstoffkomplex ein guter Radikalfänger, der die Leberzellen vor oxidativem Stress schützt. Untersuchungen legen nahe, dass Silymarin zudem die Vermehrung von Bindegewebe hemmt und so den bindegewebigen Umbau bei Leberzirrhose (Seite 35) bremst.

Silymarin in der Schulmedizin

In der Schulmedizin werden hochdosierte Infusionen mit dem isolierten Wirkstoffkomplex Silymarin erfolgreich eingesetzt, um Vergiftungserscheinungen durch den Verzehr des hochgiftigen Grünen Knollenblätterpilzes, durch Alkoholmissbrauch oder infolge einer Schwermetallbelastung zu mildern. Ob auch Patienten mit einer chronischen Hepatitis C von einer Infusionstherapie mit Silymarin profitieren, wie erste Studienergebnisse nahelegen, bleibt abzuwarten.

Zur unterstützenden Behandlung von einigen Lebererkrankungen – darunter auch die akuten und chronischen Formen aller Virushepatitiden (Seite 34) – wird Silymarin inzwischen von vielen Schulmedizinern als Lebertherapeutikum anerkannt. Zumal das therapeutische Spektrum der Schulmedizin zur Linderung von Lebererkrankungen begrenzt ist. Es gibt nur wenige leberwirksame Medikamente, etwa Interferone (Seite 120) sowie das Virostatikum Ribavirin (Seite 121) zur Behandlung einer Virushepatitis. Einzig eine akute Paracetamol-Vergiftung infolge einer Überdosierung kann durch Acetylcystein (ACC) gemildert werden, ein synthetisch hergestellter Arzneistoff, der wegen seines schleimlösenden Effekts normalerweise zur Behandlung von Atemwegserkrankungen eingesetzt wird.

Silymarin – kein Ersatz für eine Änderung der Lebensweise

Meist kommen hoch dosierte Silymarin-Fertigpräparate zur Anwendung, die einige Wochen oder Monate lang eingenommen werden. Liegt die Ursache für die Lebererkrankung in einem übermäßigen Alkoholkonsum, vermag

GU-ERFOLGSTIPP

BITTER GENIESSBAR MACHEN

Der stark bittere Geschmack mancher Heilpflanzen ist für viele von uns, die wir eher dem Süßen oder Salzigen zugeneigt sind, fast nicht genießbar. Setzen Sie dem Tee zum Beispiel Pfefferminze oder Pomeranzenschalen zu, lässt sich das Bittere deutlich abschwächen. Zudem steigern Sie so auch die leberstärkende und entgiftende Wirkung der Tees.

jedoch auch der hocheffektive Wirkstoffkomplex der Mariendistel nicht (mehr) viel auszurichten: In diesem Fall bleibt es oberstes Gebot, auf Alkohol und andere leberschädigende Einflüsse konsequent zu verzichten!

Mariendistelfrüchte zur Entgiftung

Wenn Sie Ihre Leber gezielt in ihrer Entgiftungs- und Stoffwechselfunktion unterstützen möchten, geht an der Mariendistel kein Weg vorbei: Dank ihrer Inhaltsstoffe hat sie sowohl eine leberschützende Wirkung (Silymarin!) als auch einen anregenden Effekt auf die Gallenproduktion (Bitterstoffe!), wodurch die Leber mehr Gallenflüssigkeit abgibt. Das kommt auch der Fettverdauung im Zwölffingerdarm zugute. Zudem helfen Mariendistelfrüchte bei funktionellen Störungen des ableitenden Gallensystems und bei Verdauungsbeschwerden wie Blähungen oder Völlegefühl. Idealerweise planen Sie für eine Kur (Erfolgstipp unten) mindestens vier Wochen ein.

GU-ERFOLGSTIPP MARIENDISTEL-KUR

Mariendistelfrüchte können Sie als Tee zubereiten (die therapeutische Wirkung ist jedoch schwächer als die von standardisierten Fertigpräparaten). Hierfür übergießen Sie einen gehäuften Teelöffel Mariendistelfrüchte mit 150 Milliliter kochendem Wasser und seihen den Tee nach 15 Minuten ab. Trinken Sie mindestens vier Wochen täglich drei Tassen heißen Tee – die erste Tasse morgens auf nüchternen Magen, die zweite 30 Minuten vor dem Mittagessen, die dritte vor dem Schlafengehen.
Statt des Mariendisteltees können Sie auch standardisierte Trockenextrakte aus den Früchten der Mariendistel (in Kapselform) verwenden, die rezeptfrei in der Apotheke erhältlich sind (sie kosten zwischen 5 Euro für 30 Kapseln und 12 Euro für 60 bis 90 Kapseln).
Viele der Präparate tragen jedoch nicht »Mariendistel«, sondern »Silymarin« in ihrem Handelsnamen. Es wird empfohlen, die Therapie mit einer Dosis von 400 Milligramm Silymarin pro Tag zu beginnen und diese nach zwei Wochen auf 200 Milligramm pro Tag zu senken. Am besten ist es jedoch, Sie legen die Dosierung individuell mit Ihrem Therapeuten fest.

Artischocke zum Leberschutz

Wie die Mariendistel gehört die Artischocke zur Familie der Korbblütler. Auch sie wurde viele Jahrhunderte lang zur Linderung von Leberleiden eingesetzt. Die Erfahrung hatte gezeigt, dass sich leber- und gallenbedingte Beschwerden durch den regelmäßigen Genuss von Artischockenaufgüssen besserten und dass besonders fetthaltige Speisen weniger Verdauungsprobleme bereiteten, wenn man gekochtes Artischockengemüse dazu servierte. Sehr beliebt war auch das Gläschen Artischocken-Medizinalwein nach einer opulenten Mahlzeit.

Wirkungsvoller Gesundheitsschutz

Erst im 19. Jahrhundert war man in der Lage, die Artischocke wissenschaftlich zu erforschen; die eigentliche Analyse ihrer Inhaltsstoffe gelang ein Jahrhundert später.

Inzwischen ist die Artischocke eine der am besten erforschten Arzneipflanzen: Kaum eine andere Pflanze bietet – neben ihren leberschützenden Eigenschaften – so vielfältige therapeutische

VON DER ARTISCHOCKE ZUM MITTEL

Isolierte Inhaltsstoffe: Lange Zeit versuchten die Forscher, den einzelnen Inhaltsstoffen der Artischocke eine gesundheitsfördernde Eigenschaft zuzuordnen. So dachten sie anfangs, dass der Wirkstoff Cynarin, den man zunächst als Hauptwirkstoff identifizierte, das Wundermittel der Artischocke sei. Man stellte Präparate mit synthetischem Cynarin her, doch deren Wirkung blieb weit hinter den Erwartungen zurück. Das liegt daran, dass der Stoff in der frischen Pflanze nur in Spuren vorkommt und erst während des Trocknens beziehungsweise bei der Herstellung eines Extrakts aus der Artischocke in größeren Mengen entsteht.

Kombinierte Inhaltsstoffe: Die Erkenntnis, dass nur das Zusammenspiel des Cynarins mit den anderen Inhaltsstoffen wirksam ist, hat zur Entwicklung der zweiten Generation von Artischockenpräparaten geführt. Sie enthalten meist Extrakte aus den Laubblättern der Artischocke, da sie von allen Pflanzenteilen die höchste Wirkstoffkonzentration haben und sowohl Cynarin als auch Bitterstoffe, Flavonoide und andere wichtige Inhaltsstoffe enthalten. Erhältlich sind sie in Apotheken, sie kosten zwischen 4 Euro (Kapseln) und 5 Euro (Saft).

WICHTIG
Artischocken-Präparate dürfen nicht von Kindern unter 12 Jahren, von Schwangeren und während der Stillzeit eingenommen werden (für sie ist die Sicherheit der Wirkstoffe bislang nicht ausreichend belegt). Gleiches gilt, wenn ein Verschluss der Gallenwege vorliegt.

Einsatzmöglichkeiten. Die Artischocke wirkt zum Beispiel

- positiv auf die Verdauung
- dank ihres Inulingehalts (Seite 120) leicht blutzuckersenkend
- senkend auf Cholesterin und andere Blutfettwerte
- leicht harntreibend

Artischocke gegen Fettleber ...

Die Leber profitiert in vielerlei Hinsicht davon, wenn Sie regelmäßig Artischocken essen oder – noch besser – eine Kur mit Artischockenextrakten durchführen. So fördert die Heilpflanze die Produktion der Gallenflüssigkeit, wodurch die Ausscheidung von Schadstoffen unterstützt wird. Außerdem wirkt sie schützend gegen freie Radikale, denen die Leber als Entgiftungsorgan in besonderem Maße ausgesetzt ist. Artischocken verbessern zudem die Durchblutung der Leber und regen dadurch die Zellteilung an, die für die Entstehung von neuen Leberzellen notwendig ist. Auf diese Weise wirken sie der nachlassenden Leistungsfähigkeit entgegen, die zum Beispiel als Folge einer Fettleber auftritt. Deshalb werden Artischockenpräparate auch von der Schulmedizin immer häufiger als unterstützende Therapie empfohlen, wenn erste Anzeichen für eine Verfettung der Leber vorliegen. Zusammen mit einer Ernährungsumstellung hin zu einer fettarmen Kost und dem Ver-

GU-ERFOLGSTIPP NEBENNUTZEN HERZSCHUTZ

Neueren Forschungen zufolge (etwa Rolf Gebhardt, Universität Tübingen, 2000; Dorothea Springer, Rodisma-Med Pharma GmbH, 2008) wirken die Inhaltsstoffe der Artischocke möglicherweise auch antioxidativ gegen LDL-Cholesterin (Low Density Lipoprotein), das für die Entstehung von arteriosklerotischen Veränderungen der Blutgefäße verantwortlich gemacht wird. Wenn Sie regelmäßig hochdosiert Artischocken-Kapseln einnehmen, schützen Sie sich vor Herzinfarkt und Schlaganfall, die Folgen einer »Gefäßverkalkung« sein können. Lassen Sie sich die Kapseln vom Therapeuten verordnen.

zicht auf Nikotin und Alkohol kann so im Frühstadium eine bereits erkennbare Fettleber oft noch abgewendet und/oder leicht erhöhte Leberwerte normalisiert werden. Hinzu kommt: Artischocken bremsen die Neubildung von Cholesterin in der Leber und helfen so, einen normalen Cholesterinspiegel im Blut zu halten oder wieder zu erreichen.

... und als Hilfe gegen Verdauungsbeschwerden

Die Artischocke wirkt generell wohltuend bei Verdauungsbeschwerden, indem sie Magen- und Darmkrämpfe, Übelkeit und Erbrechen lindert, gegen Blähungen und Völlegefühl hilft, den Appetit steigert und die Darmentleerung fördert. Das wirkt sich positiv aus, wenn man unter Verstopfung leidet. Und weil es kaum eine andere Pflanze gibt, die so vielseitig ist, erklärte die Universität zu Würzburg die Artischocke 2003 zur »Arzneipflanze des Jahres«.

Vielfältige Darreichungsformen

Was für viele andere Heilpflanzen gilt, das trifft auch auf die Artischocke zu: Aus ihren Blättern können Sie einen Tee zubereiten. Eine tiefer greifende Wirkung erzielen Sie jedoch mithilfe von Fertigpräparaten. Artischockenblätter-Extrakte sind als Fertigarzneimittel in Form von Kapseln, Dragees, Filmtabletten, Tabletten, Tropfen, Granulat, Pulver und als Tonikum erhältlich. Dabei unterscheidet sich die Konzentration des Extrakts je nach Präparat; in der Regel liegt eine Einzeldosis zwischen 300 und 400 Milligramm pro Tablette, Kapsel oder Dragee (Packungsangabe beachten). Bei Tee beträgt die mittlere Tagesdosis, soweit nicht anders verordnet, etwa sechs Gramm der Droge. Teilweise apothekenpflichtig (aber nicht rezeptpflichtig) sind verschiedene Medikamente aus 100-prozentigem Extrakt aus Artischockenblättern. Außerdem sind noch flüssige Artischockenblätterextrakte sowie Presssäfte aus den Blütenknospen der Artischocke auf dem Markt. Ansonsten gibt es noch Extraktmischungen, zum Beispiel aus Artischocke und Mariendistel oder aus Artischocke, Löwenzahn und Schöllkraut, die unter anderem den Gallenfluss fördern und den Regenerationsprozess der Leber unterstützen.

WICHTIG

Pflanzenpresssäfte, die mit Alkohol angereichert sind, empfehlen sich naturgemäß nicht für eine mehrwöchige Leberschutz-Kur.

BLUTREINIGUNG
Aufgrund seines hohen Vitamin-C-Gehalts stärkt Löwenzahn die Abwehrkräfte, regt den Stoffwechsel an, wirkt harntreibend und bessert deshalb Blasen- und Nierenleiden. Wem eine »Blutreinigungskur« verordnet wurde, sollte diese mit Löwenzahntee oder -saft durchführen.

Entgiften mit Löwenzahn

Er ist ein unverwüstliches Kraut mit großem Drang, sich zu vermehren: Während er für Gartenliebhaber nichts anderes ist als ein lästiges Unkraut, das sogar zwischen Pflastersteinen noch ein Plätzchen zum Wachsen findet, schätzt die Pflanzenheilkunde den Löwenzahn seit Jahrhunderten als gesundheitsförderndes Allroundmittel. Vor allem aber gilt der Löwenzahn als eine der wichtigsten Heilpflanzen zur Stärkung der Leber: Dank seiner Bitterstoffe regt er die Produktion der Gallenflüssigkeit an, fördert den Abfluss der Galle aus der Leber und macht das Fett aus dem Essen besser bekömmlich. Zudem steigert die Heilpflanze die Entgiftungsleistung der Leber. Einige Studien legen nahe, dass der regelmäßige Genuss von Löwenzahn einer Verfettung der Leber entgegenwirkt. Auch im Rahmen einer Entsäuerungskur zur Regulierung des Säure-Basen-Haushalts spielt der Löwenzahn eine bedeutende Rolle, denn er gehört zu den wichtigsten basischen Lebensmitteln.

Tee- oder Saftkur mit Löwenzahn

Wer gezielt seine Leber entgiften und entlasten möchte, sollte eine Kur von vier bis sechs Wochen einplanen, und zwar entweder mit Löwenzahntee oder mit Frischpflanzenpresssaft, der in Apotheken und Reformhäusern erhältlich ist. Verwendet werden die oberirdischen Pflanzenteile und die Wurzeln des Löwenzahns.

- Löwenzahntee: Übergießen Sie zwei Teelöffel getrockneten, zerkleinerten Löwenzahn (Blätter und Wurzel) mit 150 Milliliter kaltem Wasser. Bringen Sie das Ganze langsam zum Sieden und lassen es dann eine Minute lang kochen. Anschließend nehmen Sie den Topf vom Herd, lassen den Tee noch zehn Minuten ziehen und seihen ihn dann ab. Als Entgiftungs- und Entschlackungskur trinken Sie den Löwenzahntee zweimal täglich jeweils morgens, zum Beispiel vor dem Frühstück, und abends zwei bis drei Stunden vor dem Zubettgehen.

Weitere hilfreiche Bitterkräuter

Neben dem Löwenzahn können noch viele andere bitterstoffhaltige Heilpflanzen die Leber bei ihrer Entgiftungstätigkeit unterstüt-

Heilpflanzen in der Lebertherapie

Es gibt zahlreiche Heilpflanzen, die eine günstige Wirkung auf die Leberfunktion beziehungsweise auf die Gallenblase und Gallengänge haben. Allerdings: Voraussetzung für eine erfolgreiche Selbsthilfe ist, dass Sie mit den Möglichkeiten der Eigenbehandlung und deren Grenzen vertraut sind. Dazu gehört auch, einen Arzt aufzusuchen, wenn Sie sich krank fühlen.

Grenzen von Heilkräuteranwendungen

Sie müssen sich darüber im Klaren sein, dass auch sanfte naturheilkundliche Methoden unerwünschte Nebenwirkungen haben können – dies gilt besonders für die innerliche Anwendung von Heilpflanzen. Die von uns vorgeschlagenen Heilkräuter und Dosierungen tragen diesem Aspekt Rechnung. Da sich jedoch – wie bei jeder Therapie – Verträglichkeit beziehungsweise Unverträglichkeit einer Behandlung individuell unterscheiden, ist eine aufmerksame Selbstbeobachtung ganz wichtig: Scheuen Sie sich nicht, die Behandlung im Zweifelsfall vorzeitig abzubrechen, wenn Sie das Gefühl haben, dass sie Ihnen nicht gut bekommt.

Sinnvoller Einsatz

Mit den Mitteln der Pflanzenheilkunde kann man Gesundheitsstörungen und Krankheiten vorbeugen, funktionelle Beschwerden oder auch akute Infekte zum Beispiel der Atemwege oder des Magen-Darm-Trakts lassen sich lindern. In diesen Fällen reicht die Anwendung von Heilkräutern oft aus, um den Genesungsprozess einzuleiten oder zu unterstützen.

Heilpflanzen als Begleitbehandlung

Manifeste Erkrankungen der Leber oder des Gallensystems lassen sich mit Heilpflanzen allein nicht heilen. Doch ihre therapeutische Wirkung lässt sich als begleitende Maßnahme nutzen – dies aber dann nur in Absprache mit dem behandelnden Arzt. **Wichtig:** Tabu sind Heilkräuteranwendungen bei schweren Lebererkrankungen wie einer Leberzirrhose. In diesen Fällen sind alle leberbelastenden Substanzen strikt zu vermeiden. Selbst pflanzliche Präparate, die sich eigentlich durch eine leberstärkende Wirkung auszeichnen, könnten die geschädigte Leber zu stark belasten.

Bitte beachten

Wie alle Korbblütler können Artischocke, Mariendistel und Löwenzahn bei manchen Menschen Allergien hervorrufen. Ist dies auch bei Ihnen der Fall, brechen Sie die Anwendung sofort ab und suchen Sie einen Arzt auf!

zen, die Produktion und Abgabe von Galle (und anderen Verdauungssäften) steigern, die Nierenausscheidung fördern, den Appetit anregen, aber andererseits durch eine generelle Anregung des Stoffwechsels auch den Abbau von Fett und überschüssigen Pfunden unterstützen.

Im Folder, der hinten im Buch eingehängt ist, finden Sie die Porträts einer Reihe von leberwirksamen Heilpflanzen, denen allen eine hohe Konzentration an Bitterstoffen zu eigen ist. Entweder werden sie als Einzeldroge oder kombiniert eingesetzt. Spezielle Teemischungen finden Sie unten und auf den nächsten Seiten.

KRÄUTERTEES
Während die moderne Phytotherapie vor allem auf isolierte Einzelextrakte setzt, nutzt die traditionelle Pflanzenheilkunde meist Komplettauszüge aus ganzen Pflanzen(teilen), etwa in Form von Tees.

Mit Heiltees die Leber stärken

Eine einfache, aber wirkungsvolle Methode, die therapeutischen Effekte von bitterstoffhaltigen Heilpflanzen zur Reinigung, Entgiftung und Revitalisierung der Leber und des Gallensystems zu nutzen, sind Teezubereitungen. Durch ihre medizinisch wirksamen Inhaltsstoffe gehören Heilkräuter zu den natürlichen Arzneimitteln und sind deshalb in der Apotheke erhältlich. Am besten bitten Sie Ihren Apotheker, Ihnen die im Folgenden angegebenen Teemischungen zusammenzustellen. Dann können Sie sicher sein, dass es die richtigen Pflanzenteile sind und dass es sich um frische Produkte ohne Schadstoffbelastung handelt.

Leber-Galle-Tee

Der Leber-Galle-Tee eignet sich für eine kurmäßige Anwendung über vier Wochen (nach therapeutischer Absprache auch länger) zur allgemeinen Stärkung und Reinigung des Leber-Galle-Systems.

Für 1 Person 20 g Löwenzahnwurzel und -kraut | 20 g Mariendistelfrüchte | 20 g Boldoblätter | 20 g Pfefferminzblätter | 20 g Javanische Gelbwurz

1 Überbrühen Sie zwei Teelöffel der Teemischung mit 150 Milliliter kochend heißem Wasser.

2 Lassen Sie den Tee 10 Minuten lang zugedeckt ziehen und seihen Sie ihn dann ab.

WICHTIG
Trinken Sie niemals einen Boldoaufguss pur: Eine Überdosierung könnte Halluzinationen, Schwindel und Erbrechen auslösen.

3 Trinken Sie zweimal täglich, zum Beispiel morgens und abends, je eine Tasse Tee.

Leber-Galle-Tee (Variante)

Wenn Sie auf die sehr bitteren Boldoblätter lieber verzichten möchten oder wegen Gallensteinen verzichten müssen, können Sie sich auch folgende Variante zusammenstellen lassen:

Für 1 Person 20 g Löwenzahnwurzel | 20 g Pfefferminzblätter | 20 g Mariendistelfrüchte

1 Überbrühen Sie zwei Teelöffel der Teemischung mit 150 Milliliter kochend heißem Wasser.
2 Lassen Sie den Tee 10 Minuten lang zugedeckt ziehen und seihen Sie ihn dann ab.
3 Trinken Sie zweimal täglich, zum Beispiel morgens und abends, je eine Tasse Tee.

Teemischung bei Leberfunktionsstörungen

Zur unterstützenden Behandlung von Galle- und Leberfunktionsstörungen sowie bei funktionellen Erkrankungen der Verdauungsorgane ist folgende Teemischung empfehlenswert (auch als Fertigmischung erhältlich):

Für 1 Person 20 g Kamillenblüten | 20 g Pfefferminzblätter | 10 g Rosmarinblätter | 2 g Schöllkraut | 10 g Artischockenkraut | 10 g Erdrauchkraut | 10 g Löwenzahnkraut und -wurzel | 18 g Kornblumenblüten

1 Überbrühen Sie einen Teelöffel der Teemischung mit 150 Milliliter siedend heißem Wasser.
2 Lassen Sie den Sud 10 Minuten lang ziehen und seihen Sie ihn dann ab.
3 Je nach Bedarf trinken Sie eine bis mehrere Tassen täglich.

GU-ERFOLGSTIPP

ALTERNATIVE ZUR GALLETEE-KUR

Statt der Teekur gegen Gallenblasenbeschwerden (Seite 56) können Sie auch kurmäßig Gallentropfen anwenden: Lassen Sie sich in der Apotheke je 100 Milliliter Mariendistel-, Pfefferminz-, Wermut-, Löwenzahn- und Pomeranzentinktur mischen. Nehmen Sie davon dreimal täglich 15 Tropfen vermischt mit einem Esslöffel warmem Wasser ein.

FÜR LEBER UND GALLE
Man braucht nicht zwischen Kräutern unterscheiden, die der Leber helfen, und jenen, die man primär wegen der Gallenwege einnimmt: Jedes Lebermittel hilft gleichzeitig auch der Gallenblase.

Mischung 1 zur Steigerung der Gallensaftproduktion

Treten Gallenblasenbeschwerden wie Aufstoßen oder Völlegefühl nach einer besonders fettreichen Mahlzeit auf, kann eine zu niedrige Gallensaftproduktion verantwortlich sein. Wertvolle Dienste können hier Bitterstoffe leisten dank ihrer anregenden Wirkung auf die Gallensekretion der Leberzellen beziehungsweise dank ihrer Fähigkeit, den Gallenabfluss über die Gallenwege kurzzeitig zu verstärken. Der Galletee eignet sich für eine kurmäßige Anwendung, sollte aber nur maximal vier Wochen getrunken werden.

Für 1 Person 20 g Pfefferminzblätter | 10 g Kümmelsamen | 30 g Löwenzahnkraut | 20 g Javanische Gelbwurz | 20 g Mariendistelfrüchte

1 Übergießen Sie einen Esslöffel der Teemischung mit 150 Milliliter siedend heißem Wasser.
2 Lassen Sie den Tee 10 bis 15 Minuten lang zugedeckt ziehen und seihen Sie ihn dann durch ein Teesieb ab.
3 Trinken Sie drei bis vier Tassen frisch zubereiteten Tee jeweils etwa 30 Minuten vor den Mahlzeiten.

Mischung 2 zur Steigerung der Gallensaftproduktion

Für 1 Person 60 g Odermennigkraut | 30 g Wermutkraut

1 Übergießen Sie einen Teelöffel der Kräutermischung mit 150 Milliliter kochend heißem Wasser.
2 Lassen Sie den Sud 10 Minuten ziehen, dann seihen Sie ihn ab.
3 Trinken Sie den bitteren Tee zweimal täglich warm und schluckweise, zum Beispiel morgens und abends.

WICHTIG
Alle hier genannten Teemischungen dürfen nicht bei einem (drohenden) Verschluss der Gallenwege getrunken werden. Bei Gallensteinen sollten Sie Ihren Arzt fragen, ob Sie gallensaftanregende Tees trinken dürfen.

Teemischung mit stark gallensaftanregender Wirkung

Für 1 Person 20 g Pfefferminzblätter | 20 g Erdrauchkraut | 20 g Andornkraut | 20 g Löwenzahnkraut und -wurzel

1 Übergießen Sie einen Teelöffel der Kräutermischung mit 150 Milliliter kochend heißem Wasser.

2 Lassen Sie den Sud 10 Minuten lang ziehen, dann seihen Sie ihn ab.
3 Trinken Sie täglich ein bis zwei Tassen warmen Tee, zum Beispiel morgens und/oder abends.

Teemischung zur Vorbeugung von Leberleiden

Dieser Tee stärkt die Leber und hilft, leicht erhöhte Leberwerte wieder zu normalisieren.

Für 1 Person 40 g Mariendistelfrüchte | 20 g Löwenzahnwurzel und -kraut | 20 g Pfefferminzblätter | 20 g Brennnesselblätter | 10 g Birkenblätter

1 Übergießen Sie zwei Esslöffel der Teemischung mit 150 Milliliter kaltem Wasser und bringen Sie das Ganze langsam zum Sieden.
2 Lassen Sie den Tee eine Minute lang kochen; danach nehmen Sie den Topf vom Herd, lassen den Tee noch 10 Minuten ziehen und seihen ihn dann ab.
3 Trinken Sie dreimal täglich morgens, mittags und abends je eine Tasse Tee.

Kurkumamilch zur Stärkung der Leber

Zur Stärkung der Leber und Gallenblase bietet sich auch selbst zubereitete Kurkumamilch an.

Für 1 Person 250 Milliliter Vollmilch | 250 Milliliter Wasser | 1 Messerspitze Kurkuma | 1 Teelöffel Honig

1 Erwärmen Sie die Vollmilch zusammen mit dem Wasser in einem Topf auf dem Herd. Achten Sie darauf, dass die Flüssigkeit nicht kocht.
2 Geben Sie eine Messerspitze Kurkuma (in der Apotheke erhältlich) und einen Teelöffel Honig in die Milch, und rühren Sie die Milch gut um.
3 Trinken Sie täglich ein Glas Kurkumamilch vor der Hauptmahlzeit.

GU-ERFOLGSTIPP

KURKUMAWURZELPULVER PUR

Wenn Sie keine Milch mögen beziehungsweise diese nicht gut vertragen, können Sie Kurkumawurzelpulver auch pur anwenden. Das Pulver ist in der Apotheke erhältlich. Nehmen Sie dreimal täglich 0,5 Gramm des Pulvers pur auf einem Löffel oder mit einer Oblate ein.

Wickel, Auflagen & Co. für Leber und Galle

Schon unsere Großmütter legten bei Völlegefühl und Problemen mit der Fettverdauung einen Leberwickel an, um sanfte Abhilfe zu schaffen. Wickel stehen in enger Beziehung mit der Wassertherapie (Hydrotherapie) und besitzen eine jahrtausendealte Tradition: Die Behandlung mit kaltem und heißem Wasser gehört – ähnlich wie die Anwendung von Heilkräutern – zu den ältesten therapeutischen Maßnahmen der Menschheit. Der Beginn der modernen Wasserbehandlung, und damit auch der Wickeltherapie, liegt im 18. Jahrhundert; im 19. Jahrhundert nahm sie dann der Wörishofener Pfarrer Sebastian Kneipp (1821–1897) in seine Kneipp-Kur auf. Auch er empfahl den Leberwickel bei Leber- und Gallenbeschwerden. Heute sind Leberwickel unverzichtbarer Teil vieler Therapieprogramme von komplementärmedizinischen Kliniken und Fastenkliniken. Bei Fastenmethoden wie dem Heilfasten nach Otto Buchinger oder F. X. Mayr (ab Seite 104) gehören sie zur Standardbehandlung und werden täglich nach den Mahlzeiten zwischen 12 und 14 Uhr angelegt.

TIPP

Den wohltuenden Effekt des feucht-heißen Leberwickels können Sie unterstützen, indem Sie das Baumwolltuch mit einem Kräuteraufguss tränken, zum Beispiel mit warmem Schafgarben- oder Löwenzahn-Tee.

Feucht-heißer Leberwickel

Die feuchte Wärme, die ein Leberwickel abgibt, sorgt über die Anregung von Reflexzonen für eine bessere Durchblutung der Leber. Schlackenstoffe werden schneller abtransportiert, Regenerationsprozesse gefördert.

So wird's gemacht

Für den feucht-heißen Leberwickel benötigen Sie ein (Frottee-) Handtuch, ein größeres Badehandtuch sowie eine Wärmflasche.

- Erhitzen Sie Wasser in einem Topf, und tauchen Sie ein doppelt gefaltetes Handtuch (Endgröße ca. 20 x 30 Zentimeter) hinein. Oder halten Sie es unter heißes Leitungswasser. Füllen Sie möglichst heißes Wasser in eine Wärmflasche.
- Wringen Sie das nasse Handtuch aus, und legen Sie es dann so heiß, wie Sie es gerade noch vertragen, auf den rechten Oberbauch an der Stelle des rechten Rippenbogens.
- Darauf legen Sie nun die Wärmflasche.

- Fixieren Sie beides, indem Sie das längs gefaltete Badetuch um den Körper wickeln.
- Wenn die Auflage abgekühlt ist, beenden Sie die Anwendung, insgesamt sollte sie ca. 30 Minuten dauern. Wichtig ist, dass Sie während dieser Zeit ruhig liegen bleiben – zum Beispiel zugedeckt im Bett.
- Idealerweise führen Sie die Anwendung in der Mittagszeit zwischen 12 und 14 Uhr durch. Wenn Sie berufstätig sind, können Sie den Leberwickel aber auch am Abend nach dem Essen (jedoch nicht kurz vor dem Schlafengehen) anlegen.

Gegenanzeigen: Die feucht-heiße Leberauflage darf auf keinen Fall angewendet werden bei Magengeschwüren, Zwölffingerdarmgeschwüren und Magenblutungen.

Variante mit dem Heublumensack

Anstelle des Leberwickels – oder auch im Wechsel mit ihm – können Sie auf Ihre Leber auch einen Heublumensack auflegen, der gebrauchsfertig in der Apotheke erhältlich ist. Hierbei werden die positiven Effekte der Wärme mit den heilfördernden Eigenschaften der getrockneten Blüten, Blätter und Samen verschiedener Wiesenblumen kombiniert.

So wird's gemacht

- Erhitzen Sie den Heublumensack etwa 20 Minuten lang im heißen Dampf über kochendem Wasser. Legen Sie dazu ein Sieb oder zwei Kochlöffel über Kreuz auf den Rand eines Topfes und setzen Sie den Heublumensack darauf.
- Nach sorgfältiger Temperaturüberprüfung an der Handgelenkinnenseite (der Heublumensack darf nicht zu heiß sein) legen Sie ihn direkt auf den Oberbauch an der Stelle des rechten Rippenbogens und befestigen ihn mit einem trockenen Handtuch.
- Die Anwendung sollte mindesten 20 Minuten lang dauern. Halten Sie während dieser Zeit (Bett-)Ruhe ein.

Gegenanzeigen: Bei offenen Wunden, entzündlichen Prozessen im Körper, hohem Fieber oder Allergien dürfen Sie auf keinen Fall einen Heublumensack auflegen.

LEBERWICKEL

Die einfachste Art der Leberauflage ist eine mit heißem Wasser gefüllte Wärmflasche, die man sich auf den Oberbauch legt!

HEUBLUMENPACKUNG

Sie können eine Heublumenpackung dreimal verwenden, dann sollten die Kräuter über Kompost oder Restmüll entsorgt werden.

Kranke Leber – kranker Körper

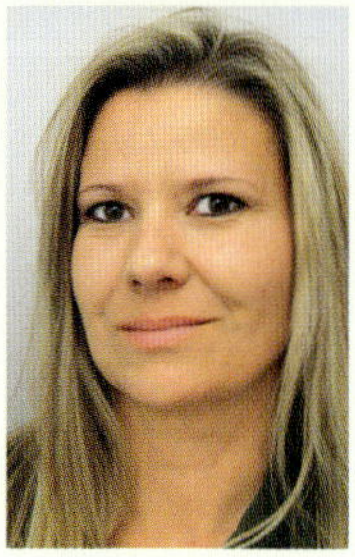

Ulrike Arlt ist Heilpraktikerin mit den Schwerpunkten klassische Homöopathie, Akupunktur und Phytotherapie. In München hat sie eine eigene Praxis. Sie beschäftigt sich neben Allergien und chronischen Erkrankungen unter anderem mit Burnout-Syndrom und Chronischem Müdigkeitssyndrom (CFS). Ein Fokus ihrer ganzheitlichen Betrachtung gilt dabei der Leber, die in geschädigtem Zustand für viele Krankheiten mit verantwortlich sein kann.

Frau Arlt, die Leberwerte sind im Normbereich, auch die Ultraschalluntersuchung ergibt keine Auffälligkeiten. Macht es dann überhaupt Sinn, leberstärkende Maßnahmen zu ergreifen?

Die Leber kann schon geschwächt sein, obwohl die Blutwerte noch intakt sind. Man merkt nur, dass man müde und ausgelaugt ist. Spätestens dann sollte man eigentlich immer eine gezielte Unterstützung der Leber ins Auge fassen. Müdigkeit, verminderte Leistungsfähigkeit, Abgeschlagenheit können sich entwickeln, wenn der Organismus nicht mehr ausreichend mit energiespendenden Nährstoffen versorgt wird. Die Ursache dafür liegt häufig in einer geschwächten Leber, etwa weil sich in den Leberzellen viel Fett angesammelt hat. Werden diese Warnsignale ignoriert, verfettet die Leber weiter – irgendwann ist der Prozess hin zu einer ernsthaften Lebererkrankung wie einer Leberzirrhose nicht mehr aufzuhalten.

Müdigkeit und Erschöpfung sind nicht nur typische Begleiterscheinungen einer Leberschwäche, sondern auch eines Burnout-Syndroms. Gibt es einen Zusammenhang zwischen beiden Beschwerden?

Auf jeden Fall. Auffällig ist, dass Menschen mit einem Burnout-Syndrom oft auch eine Energieblockade im Verlauf des Lebermeridians zeigen. Die Leber gilt in der Traditionellen Chinesischen Medizin, kurz TCM, als Motor des ganzen Körpers und Verteiler der Lebensenergie. Deshalb profitieren Burnout-Betroffene ebenfalls von revitalisierenden Maßnahmen für die Leber. Gleiches gilt übrigens auch für Menschen, die zu Reizbarkeit oder zu depressiven Verstimmungen neigen.

Wie ist das zu erklären?

Schon seit dem Altertum wird die Leber als Sitz der Gefühle verstanden. Daher kommt zum Beispiel auch die Redensart »Ihm ist eine Laus über die Leber gelaufen«, wenn jemand verärgert ist. Und tatsächlich werden viele Menschen, die sich häufig zu starken Emotionen hinreißen lassen oder unter Stimmungsschwankungen leiden, durch eine gezielte Stärkung des Leber-Galle-Systems meist wieder gelassener und ausgeglichener.

Gibt es noch weitere Warnzeichen oder Symptome, die auf eine Leberschwäche hinweisen können?

Da gibt es einige. Neben den erwähnten psychisch-emotionalen Auswirkungen können ein verminderter Appetit, ein Blähbauch, Kopfschmerzen, Schlaf- oder Zyklusstörungen, aber auch Nacken- und andere Muskelschmerzen auf eine Leberschwäche hinweisen. Ebenso sind eine Allergie oder die Verschlimmerung einer bereits bestehenden Allergie mögliche Alarmzeichen. Sogar hartnäckige Augenentzündungen und andere Augenprobleme können mit einer geschwächten Leber zusammenhängen.

Das ist interessant. Was hat das Auge denn mit der Leber zu tun?

Aus schulmedizinischer Sicht gibt es zunächst keinen Zusammenhang. In der Traditionellen Chinesischen Medizin (TCM) aber sind die Sinnesorgane der Spiegel der inneren Organe. Die Leber wird dabei als »der Öffner des Auges« bezeichnet. Ein Therapeut der TCM wird deshalb bei Störungen des Auges, wie Entzündungen, Fehlsichtigkeit, Schielen, grauer Star oder erhöhter Augeninnendruck (grüner Star), immer auch die Funktionsfähigkeit der Leber überprüfen und diese dann gegebenenfalls gezielt stärken.

Gibt es bei einer Leberschwäche Möglichkeiten, sich selbst zu helfen, oder ist es immer notwendig, einen Arzt oder Heilpraktiker aufzusuchen?

Eine schützende Leber- oder Gallenkur kann man auch selbst zu Hause durchführen. Vorab sollte aber grundsätzlich eine eingehende Untersuchung durch einen Arzt oder Heilpraktiker erfolgen. Dabei kann dann auch das ausgewählte Programm besprochen und durch individuelle Empfehlungen ergänzt werden. So können unerwünschte Wirkungen am besten verhindert werden.

Was kann denn bei einer selbstverordneten Kur passieren?

Manche Menschen versuchen so rasch wie möglich zu Ergebnissen zu kommen, also beispielsweise innerhalb ganz kurzer Zeit ihr Gewicht zu reduzieren. Das kann im unglücklichsten Fall zu Gallenkoliken führen, auch wenn bis dahin keine Gallensteine bekannt waren. Bei einer radikalen Diät mit einer stark verringerten Kalorienzufuhr wird sehr viel Fett aus dem Fettgewebe freigesetzt und in der Leber zur Energiegewinnung in Glukose umgewandelt – ein Vorgang, der der Leber besonders viel Arbeit abverlangt und nicht gerade zu ihrer Entlastung beiträgt. Dieses Fett gelangt dann auch in die Gallenflüssigkeit. Hinzu kommt, dass durch die eingeschränkte Nahrungsaufnahme nur noch wenig Gallensaft nötig ist und produziert wird; er ist dann hoch konzentriert. Stoffe, die normalerweise in gelöster Form im Gallensaft vorliegen, können dann ausfällen oder als Gallensteine kristallisieren.

Ist also eine Diät gar nicht die richtige Maßnahme, um die Leber zu entlasten?

Eine moderate Gewichtsreduktion ist sicher sinnvoll. Dies sollte aber nicht in Form einer »Crash-Kur« herbeigeführt werden, sondern eher sanft, also mithilfe einer dauerhaften Ernährungsumstellung geschehen. Wer den Verzehr von Fetten, Zucker und künstlichen Nahrungsmitteln reduziert, ist schon auf dem richtigen Weg. Frisches Obst und Gemüse der Saison, mageres Fleisch und magerer Fisch, frische Lebensmittel anstelle der Currywurst an der Ecke tun dem ganzen Organismus dauerhaft gut. Wenn man außerdem für ausreichend Schlaf und Bewegung sorgt und auf Alkohol und Nikotin verzichtet oder den Konsum wenigstens einschränkt, wird man schon bald merken, wie die Energie zurückkehrt. Dann wird man sich nicht nur kraftvoller, sondern auch seelisch wieder ausgeglichener fühlen. Unterstützt werden die positiven Wirkungen auch durch eine Leberschutz-Kur (ab Seite 108), die man einmal im Jahr durchführen sollte – dann hat man wirklich viel Gutes für sich selbst, seine Leber und seine Gesundheit getan.

Hilft auch eine Fastenkur, um die Leber zu stärken?

Sicher. Das Verdauungssystem hängt in seiner Funktionsweise ja eng mit der Leber- und Gallentätigkeit zusammen. Bei einer Fastenkur ist es allerdings sehr wichtig, alle möglichen gesundheitlichen Risiken und vor allem Gallensteine auszuschließen. Besonders effektiv – und zudem ein schönes Erlebnis – ist der Aufenthalt in einer Fastenklinik. Hier wird der Fastende medizinisch betreut und erhält darüber hinaus weitere entlastende und entschlackende Anwendungen wie zum Beispiel Massagen, Güsse und Wickel. Wer eine Fastenkur in den eigenen vier Wänden plant, sollte sie am besten ebenfalls unter Aufsicht eines Therapeuten durchführen. Wichtig ist, für genügend Ruhe und Erholung zu sorgen, indem man zum Beispiel Urlaub nimmt oder in dieser Zeit beruflich kürzer tritt. Selbstverständlich sollte während des Fastens grundsätzlich auf Alkohol und Nikotin verzichtet werden – diese Stoffe würden die Leber noch stärker als sonst belasten.

Welche Maßnahmen helfen noch?

- Bereits täglich eine Tasse Tee aus bitterstoffhaltigen Kräutern regt sehr effektiv die Produktion der Gallensäfte und damit eine Reinigung der Leber an.
- Bewährt hat sich auch eine Entgiftungskur mit Schüßler-Salzen. Diese Salze helfen dem Körper, fehlende Mineralstoffe bis in die Zellen zu bringen, die sie benötigen. Eine solche Kur dauert in der Regel vier Wochen, die Einnahme ist leicht durchzuführen. Bei den Schüßler-Salzen folgt man entweder den Empfehlungen in der Literatur, oder man konsultiert einen Therapeuten, der eine Kur individuell zusammenstellt. Dazu führt er eine Signaturen-Diagnostik durch, die auch Körperbau, Gesicht und Hautzeichen sowie andere Merkmale berücksichtigt, um herauszufinden, welche Mineralien dem Patienten fehlen.
- Auch die Homöopathie ist eine Option; hier bietet es sich an, eine Konstitutionstherapie durchzuführen. Diese ist ebenfalls immer individuell abgestimmt und sollte deshalb einem erfahrenen Therapeuten vorbehalten sein. So wird zum Beispiel ein depressiver, niedergeschlagener Patient ein anderes Mittel benötigen als ein hitziger Mensch, der bei jedem Anlass gleich in die Luft geht. Dennoch können beide Patienten an einer Leberschwäche leiden. Das individuelle Konstitutionsmittel hilft dem Körper, sich selbst zu helfen, anstatt nur einzelne Symptome ins Auge zu fassen.

Worauf muss man achten, wenn man die Homöopathie zur Selbsthilfe einsetzt?

Wählt man selbst ein homöopathisches Mittel zur Akuttherapie aus, sollte man unbedingt zu tiefen Potenzen greifen (D4, D6, D12), da dann eine Erstverschlimmerung kaum zu erwarten ist. Außerdem darf das Mittel nicht dauerhaft, sondern nur punktuell bei akuten Beschwerden eingenommen werden. Sollten sich die Beschwerden innerhalb kurzer Zeit nicht bessern oder immer wieder kommen, ist es notwendig, einen Arzt oder Heilpraktiker aufzusuchen.

Kann man sich eigentlich im Alltag auch lebergesund ernähren?

Auf jeden Fall. Nahrung als Heilmittel einzusetzen ist eine uralte Methode, gesund zu bleiben. Besonders die chinesische Ernährungslehre nach den fünf Elementen geht auf die unterschiedlichen Bedürfnisse der verschiedenen Menschentypen ein. Hier kann ein Heilpraktiker ergänzend zur Akupunktur passende Ernährungstipps geben oder Kräutermischungen verschreiben. Aber auch unsere westliche Ernährung kann mit leberstärkenden Lebensmitteln aufwarten. Artischocken, Chicorée oder Rucola, aber auch ein Salat aus Löwenzahnblättern können ein erster Schritt auf dem Weg zur gesunden Leber sein.

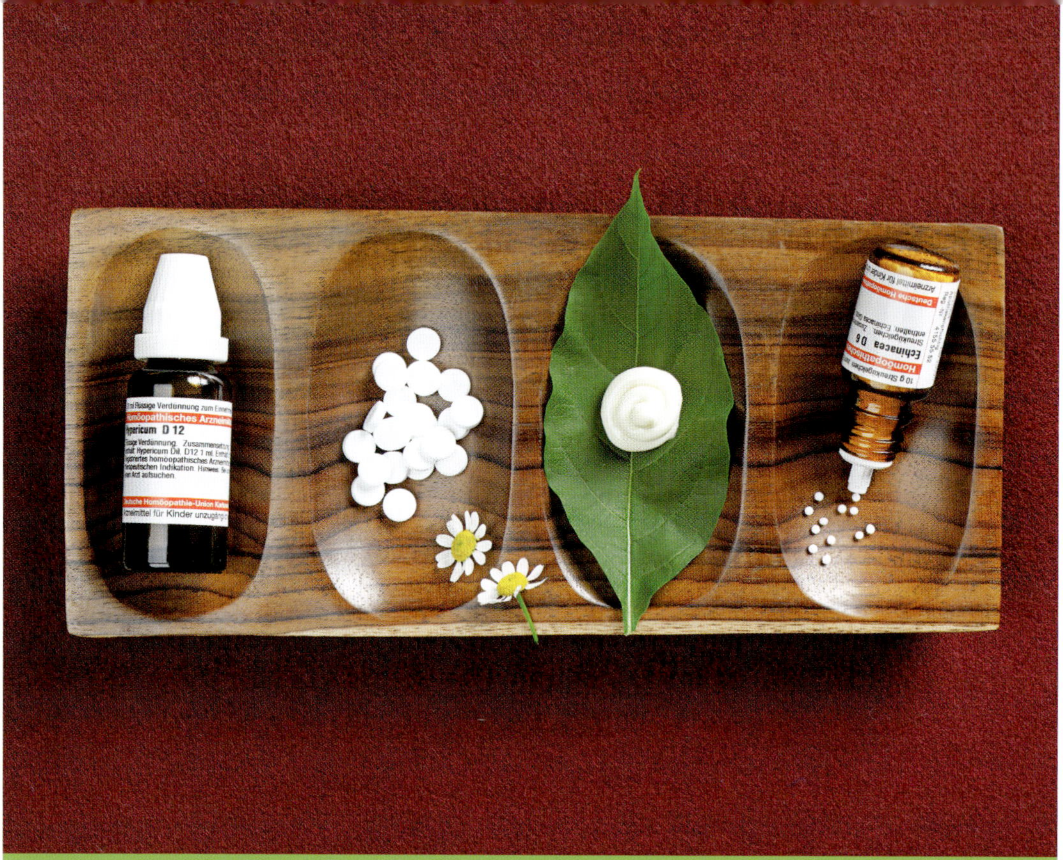

Kleine Globuli, große Wirkung

Seit vielen Generationen stellen Homöopathie und Schüßler-Salze ihre Wirkung unter Beweis. Sie können wie die Akupressur bei Leber- und Gallenproblemen hilfreich sein. Die Homöopathie wurde von Samuel Hahnemann begründet. Er glaubte fest daran, dass sich der Körper in vielen Fällen selbst heilen kann, wenn man ihm die richtigen Impulse – Hahnemann sprach von »Informationen« – zur Verfügung stellt. Durch die Homöopathie wurde 70 Jahre später Wilhelm Schüßler zu seiner Therapie inspiriert.

Wie wirken Homöopathika?

Ein Wirkstoff, der in seiner Reinform bei einem Gesunden bestimmte (Krankheits-)Symptome hervorruft, kann einem Kranken mit ähnlichen Symptomen helfen, seine Selbstheilungskräfte anzuregen, um wieder gesund zu werden. Das ist das homöopathische Prinzip von »similia similibus curentur« oder »Ähnliches möge mit Ähnlichem geheilt werden«. Hierfür muss der Wirkstoff allerdings in potenzierter, also hoch verdünnter Form eingenommen werden. Je höher die Potenz des Mittels, desto tiefgreifender und nachhaltiger ist seine Wirkung.
Durch das Verdünnungsprinzip ist in den Homöopathika ab der Potenz D6 chemisch kein Ursprungswirkstoff mehr nachweisbar. Vergiftungserscheinungen und Nebenwirkungen im klassischen Sinn sind deshalb nicht zu befürchten. Kritiker berufen sich genau darauf, um der Homöopathie jegliche Wirkung abzusprechen. Dennoch können mit der Homöopathie immer wieder erstaunliche Ergebnisse erzielt werden, auch bei Beeinträchtigungen oder akuten Beschwerden, die das Leber-Galle-System betreffen.

WESEN DER HOMÖOPATHIE

Bei der Homöopathie steht nicht die Krankheit, sondern der kranke Mensch im Mittelpunkt.

Das Ähnlichkeitsprinzip

Das Ähnlichkeitsprinzip entdeckte der deutsche Arzt Samuel Hahnemann (1755–1843) bei seinen Selbstversuchen, um neue Medikamente für die ernsten Erkrankungen seiner Zeit zu finden. Berühmt ist sein Selbstversuch mit Chinarinde, einem Heilmittel, das damals als Abkochung gegen Malaria eingesetzt wurde. Nachdem er es – gesund, wie er war – eingenommen hatte, wurde er von Fieberzuständen, Schweißausbrüchen und Delirium heimgesucht. Er bekam also genau die Symptome, an denen die Malariakranken litten. Daraus schloss Hahnemann, dass bestimmte Wirkstoffe in verdünnter Form Kranken helfen können. Dies nannte er »Ähnlichkeitsprinzip«. Es ist bis heute die Basis für die Anwendung der homöopathischen Arzneimittel. Anschauliche Beispiele aus der Praxis sind zum Beispiel das Mittel Apis, potenziert aus dem Gift der Honigbiene, das ein hilfreiches Mittel gegen die Folgen eines Bienenstichs ist, oder Coffea (Kaffee) zur Linderung von Schlafstörungen und Schlaflosigkeit.

BEZUG DER MITTEL

Homöopathische Mittel sind in der Apotheke rezeptfrei erhältlich. Sie kosten in der Packungsgröße von 10 Gramm 7,85 Euro.

Potenzierung – was ist das?

Um ein homöopathisches Medikament in Form von Globuli, Tropfen oder Tabletten herzustellen, bedarf es vieler aufwändiger Arbeitsschritte, der sogenannten Potenzierung. Der Ursprungswirkstoff (Urtinktur) wird meist zunächst von Hand mit Milchzucker verrieben beziehungsweise in Alkohol gelöst. Danach wird er viele Male verdünnt und verschüttelt, bis er zum Schluss auf die bekannten Streukügelchen aus Milchzucker, die Globuli, aufgebracht wird. Ob eine D- oder C-Potenz hergestellt wird, hängt von der Mengenzusammensetzung bei der Verdünnung ab. Bei der Dezimalpotenz (D) geschieht die Verdünnung im Verhältnis 1:10. Das heißt, ein Tropfen der Substanz wird in jedem Potenzierungsschritt mit neun Tropfen Alkohol verdünnt und dann (oft von Hand) verschüttelt. Die Nummer, die hinter dem Buchstaben steht, sagt aus, wie oft dieser Vorgang wiederholt wird. Bei der Potenz D6 wird also sechsmal im gleichen Verhältnis verdünnt und verschüttelt. Bei der C-Potenz geschieht die Verdünnung jedes Mal im Verhältnis 1:100. Die Ursubstanz, aus der ein homöopathischer Wirkstoff hergestellt wird, stammt aus dem Mineralien-, Tier- oder Pflanzenreich, in besonderen Fällen werden auch Krankheitserreger verwendet. Diese Nosoden werden allerdings nicht in der Akutbehandlung, sondern nur in der Konstitutionstherapie durch einen erfahrenen Homöopathen verordnet.

CHRONISCHE LEBERBESCHWERDEN

Hier wird in der Regel eine Konstitutionsbehandlung durchgeführt. Dabei kommen Mittel zum Einsatz, die eine besonders tiefgreifende Wirkung haben und deshalb immer individuell von einem erfahrenen Homöopathen ausgesucht und dosiert werden müssen.

Akutmittel oder Konstitutionsbehandlung?

Bei wiederkehrenden Beschwerden oder chronischen Erkrankungen setzt die Homöopathie auf eine Konstitutionsbehandlung, da die Lebenskraft des Menschen generell geschwächt ist. Die Lebenskraft ist zuständig für die Gesundheit, also auch die Regenerationsfähigkeit und die Selbstheilungskräfte. Ist sie verbraucht, stirbt der Mensch. Bei einer Konstitutionsbehandlung verschreibt der Therapeut nicht nur ein Mittel für die aktuelle Krankheit, sondern er sucht das individuell zum Patienten passende Mittel, das seine Lebenskraft wieder stärkt. Dabei bezieht er sowohl die jeweilige Krankheit als auch die persönlichen Umstände, Emotionen und Gedanken, Ereignisse und familiäre Hintergründe mit ein.

Leber und Galle homöopathisch unterstützen

Auf den nächsten Seiten stellen wir Ihnen Homöopathika vor, mit denen Sie die Leber in ihrer Entgiftungs- und Stoffwechseltätigkeit oder auch ihre Regeneration, zum Beispiel nach einer überstandenen Erkrankung, wirksam unterstützen können. Nicht zur Selbstbehandlung geeignet sind dagegen akute Erkrankungen wie Gallenkoliken oder eine Leberentzündung – diese zu diagnostizieren und zu behandeln ist grundsätzlich Sache des Therapeuten.

Welche Potenzen eignen sich zur Selbstbehandlung?

Grundsätzlich gilt: Über einen Zeitraum von drei bis fünf Tagen können homöopathische Mittel in D-Potenzen bedenkenlos zur Selbstbehandlung eingesetzt werden. Wir empfehlen Potenzen bis maximal D12, um eine eventuelle Erstverschlimmerung (Verstärkung der Symptome durch das Homöopathikum) zu vermeiden. Eine Begleittherapie bei einem chronischen Krankheitsverlauf kann durch einen erfahrenen Homöopathen eingeleitet werden. Er wird in diesem Fall höchstwahrscheinlich eine Konstitutionsbehandlung vorschlagen. Eine solche Therapie bietet sich zum Beispiel zur Linderung von Erschöpfungssymptomen oder von Verdauungsbeschwerden an, wie beispielsweise bei Problemen mit der Fettverdauung. Oftmals können Homöopathika zur deutlichen Besserung des allgemeinen Befindens beitragen.

So gehen Sie am besten vor

- Verschaffen Sie sich zunächst einen Überblick, welche Mittel bei Ihren Beschwerden in Frage kommen könnten, indem Sie die Beschreibungen ab Seite 68 durchlesen.
- Wählen Sie drei oder vier Mittel aus und vergleichen Sie diese miteinander. Eine größere Auswahl erschwert die Entscheidung!
- Achten Sie nicht nur auf die Symptome, sondern auch auf die Modalitäten (rechts). So kann zum Beispiel Trinken bei einem Mittel den Zustand verbessern, beim Vergleichsmittel hingegen verschlechtern. Dieser Unterschied gibt Ihnen dann den entscheidenden Hinweis auf das richtige Mittel.

MODALITÄTEN

Sie beschreiben die Umstände, die Ihre Beschwerden verstärken oder verbessern können. Allerdings sind nicht zu allen Mitteln und Beschwerden Modalitäten bekannt.

Die wichtigsten Mittel für Leber und Galle

Bryonia cretica D12 (Rotbeerige Zaunrübe)

Das Mittel ist hilfreich bei einem empfindlichen Oberbauch.

Körperliche Symptome: Stechende oder ziehende Beschwerden im rechten Oberbauch, die durch die geringste Bewegung verstärkt werden.

Allgemeine Symptome: Sie sind ärgerlich und gereizt (»die Galle läuft über«); außerdem haben Sie großen Durst auf kalte Getränke, die Sie in großen Schlucken trinken.

Besser: Durch Ruhe und einen festen, großflächigen Druck auf die Bauchregion; Sie möchten auf der schmerzhaften Seite liegen.

Schlimmer: Durch leichte Berührung.

CARDUUS MARIANUS

Das Homöopathikum Carduus marianus wird aus der Mariendistel hergestellt – eines der wichtigsten leberwirksamen Heilkräuter (ab Seite 46).

Carduus marianus D4 (Mariendistel)

Das Homöopathikum bietet sich bei Leber- und Gallenschwäche an und kann auch als Begleittherapie zur schulmedizinischen Behandlung einer Leber- oder Gallenerkrankung eingesetzt werden; es hilft auch bei Fettsucht (Adipositas) und Diabetes.

Körperliche Symptome: Ihre Zunge ist weiß belegt, an den Rändern und an der Spitze rot; Zahneindrücke sind sichtbar. Der Stuhl kann heller sein als sonst, eventuell ist Ihnen übel, Sie erbrechen.

Allgemeine Symptome: Sie haben keinen Appetit und empfinden ein Völlegefühl sowie dumpfe, lang anhaltende Beschwerden im rechten Oberbauch. Ihre Stimmung ist gedrückt.

Besser: Durch Liegen auf der schmerzfreien Seite, Ruhe und warme Umschläge.

Schlimmer: Durch Druck und Bewegung.

Hinweis: Das Mittel ist nicht nur ein Akutmittel, eine längere Einnahme muss aber mit dem Therapeuten abgesprochen werden.

Chelidonium majus D12 (Schöllkraut)

Chelidonium regt die Gallenfunktion an und hilft bei Beschwerden im rechten Oberbauch, die zur rechten Schulter ausstrahlen.

Körperliche Symptome: Stechende und krampfende Beschwerden, die hartnäckig in der Gegend des inneren, unteren Winkels des rechten Schulterblatts sitzen. Ein einschnürendes Gefühl zieht

sich quer über den Nabel hinweg; eventuell kommen Übelkeit und Erbrechen hinzu.
Allgemeine Symptome: Sie fühlen sich müde und neigen zu depressiven Verstimmungen.
Besser: Durch warme Speisen und Getränke sowie Liegen auf der linken Seite und Zurückbeugen.
Schlimmer: Durch Bewegung.

Leptandra D6 (Virginischer Ehrenpreis)

Das Mittel bietet sich an, wenn Ihre Gallenblase operativ entfernt wurde, Sie jedoch weiterhin unter Beschwerden leiden.
Körperliche Symptome: Sie haben chronischen, pechschwarzen, nach Teer stinkenden Durchfall, der Bauchbereich ist ausgeprägt schmerz- beziehungsweise berührungsempfindlich.
Allgemeine Symptome: Sie fühlen sich schwach und sind niedergeschlagen.
Besser: Nach dem Stuhlgang und durch Liegen auf dem Bauch.
Schlimmer: Durch Bewegung, bei feuchtem Wetter oder durch Trinken von kaltem Wasser.

Lycopodium clavatum D12 (Bärlapp)

Lycopodium clavatum hat sich vor allem bei länger anhaltenden Leberproblemen mit Verdauungsstörungen bewährt.
Körperliche Symptome: Sie haben starke Blähungen mit Völlegefühl schon nach dem Essen von kleinsten Mengen. Die Gärungsprozesse verursachen lautes Gluckern im Unterbauch. Oft leiden Sie schon seit Längerem unter Verstopfung.
Allgemeine Symptome: Sie vertragen keine enge Kleidung am Bauch und essen gern Süßigkeiten.
Besser: Durch Bewegung, an der frischen Luft.
Schlimmer: Nach dem Essen, durch Aufenthalt in geschlossenen Räumen.

HINWEIS
Für Lycopodium clavatum spricht, wenn alle Beschwerden rechts beginnen und wenn die Schmerzen zwischen 16 und 20 Uhr am größten sind.

Nux vomica D12 (Brechnuss)

Bei allen Leberproblemen und Verdauungsbeschwerden mit stechenden Schmerzen, die zur rechten Schulter ziehen, kann Nux

vomica eine Option sein. Die Beschwerden sind frühmorgens oft besonders stark ausgeprägt.
Körperliche Symptome: Sie leiden unter Verstopfung, auch im Wechsel mit Durchfall.
Allgemeine Symptome: Sie sind sehr gereizt und gestresst, oft aus beruflichen Gründen, und neigen zu übermäßigem Konsum von Kaffee, Alkohol oder anderen Genussmitteln. Sie sind häufig überempfindlich gegenüber Licht, Geräuschen und Gerüchen.
Besser: Abends und in Ruhe; durch Wärme.
Schlimmer: Durch Kälte und frühmorgens.

Phosphorus D12 (Gelber Phosphor)

Das Mittel eignet sich als Begleittherapie bei einer Leberfunktionsstörung als Folge einer Fettleber.
Körperliche Symptome: Getränke werden eventuell wieder erbrochen, sobald sie im Magen warm geworden sind.
Allgemeine Symptome: Sie haben ein Gefühl von Leere und Schwäche im Bauch sowie ein Verlangen nach kalten Getränken und Speisen (zum Beispiel Eiscreme).
Besser: Durch Reiben oder Massieren der schmerzhaften Gegend; beim Liegen auf der rechten Seite.
Schlimmer: Vor Mitternacht.

Sulfur D12 (Schwefel)

Sulfur ist in der Homöopathie ein wichtiges Reinigungs- und Ausleitungsmittel, das einen großen Bezug zur Leber hat; außerdem hat es sich nach der Behandlung von Akuterkrankungen mit schulmedizinischen Arzneien bewährt.
Körperliche Symptome: Sie haben stichartige Beschwerden im Bereich der Leber, Aufstoßen und heftiges Rumoren im Bauch sowie Sodbrennen. Auch morgendlicher Durchfall oder ein Schwächegefühl im Magen mit Übelkeit gegen 11 Uhr am Vormittag können vorkommen.
Allgemeine Symptome: Sie vertragen Hitze schlecht und haben oft heiße Füße, vor allem nachts. Sie essen gern Fettiges, Herzhaftes und Süßes und haben trotz Unwohlseins einen guten Appetit.

SULFUR
Sulfur ist eines der großen Mittel in der Homöopathie, das praktisch alle Krankheiten lindern kann, wenn der Typ auf Sulfur passt.

Homöopathische Mittel einnehmen und dosieren

Die unten angegebene Dosierung der homöopathischen Mittel gilt für akute Beschwerden im Leber-Galle-System. Bei chronischen Beschwerden wenden Sie sich bitte an Ihren Homöopathen oder Heilpraktiker (auch Seite 66). Dies sollten Sie auch tun, wenn sich Ihr Zustand während Ihrer Selbstbehandlung verschlechtert oder wenn Ihre Beschwerden mit Fieber einhergehen.

Dosierung der Mittel

- Bei akuten Beschwerden nehmen Sie anfangs jede halbe Stunde eine Gabe à fünf Globuli ein, die Sie in der Backentasche oder unter der Zunge langsam zergehen lassen.
- Nach zwei bis drei Stunden erhöhen Sie den Abstand der Einnahme auf zwei Stunden.
- Am nächsten Tag nehmen Sie dreimal täglich jeweils fünf Globuli ein.

Achtung: Werden die Beschwerden nach ein bis zwei Tagen nicht besser, haben Sie das falsche Mittel gewählt, oder die Beschwerden sind nicht zur Selbsttherapie geeignet.

Bei der Einnahme beachten

Mit den folgenden Hinweisen können Sie den Behandlungserfolg optimieren:

- Geben Sie homöopathische Globuli aus der Flasche auf die Handfläche oder – noch besser – auf einen Plastiklöffel (kein Metalllöffel) und von dort in den Mund. Nun lassen Sie die Globuli in der Backentasche oder unter der Zunge langsam zergehen.
- Halten Sie die Globuli nicht zu lange in der Hand, da der Wirkstoff nur außen aufgebracht ist und sich ablösen könnte. Das gilt vor allem dann, wenn Sie die Mittel einem anderen Menschen zur Einnahme geben möchten.
- Wichtig ist, dass Sie rund zehn Minuten vor und nach der Einnahme nichts essen und trinken, denn der Wirkstoff gelangt über die Mundschleimhaut ins Blut. In dieser Zeit also auch nicht Kaugummi kauen oder Zähne putzen.
- Verzichten Sie während einer homöopathischen Behandlung auf Genussmittel und stimulierende Substanzen wie Alkohol und Nikotin und auf ätherische Öle oder Kampfer; diese Stoffe könnten die homöopathische Wirkung herabsetzen. Zudem sollten Sie in der Zeit der Einnahme weitgehend auf Kaffee verzichten und nach Möglichkeit eine mentholfreie Zahnpasta benutzen (gibt es unter dem Stichwort »homöopathieverträglich« in Reformhäusern oder Apotheken zu kaufen).
- Bewahren Sie die Homöopathika an einem trockenen, lichtgeschützten Ort auf.

SCHÜSSLER-SALZE BOOMEN

Die Behandlung mit Mineralsalzen nach Schüßler hat heute weltweit Tausende von Anhängern, die die Methode bei Alltagsbeschwerden oder zur Unterstützung einer ärztlichen Therapie einsetzen.

Mit Schüßler-Salzen die Leber entlasten

Ebenfalls sanft und ohne Nebenwirkungen arbeiten die Schüßler-Salze. Entdeckt wurden sie vor über 130 Jahren von dem Deutschen Dr. Wilhelm Heinrich Schüßler (1821–1898), der als Arzt mit der Homöopathie gute Erfahrungen gemacht hatte. Er glaubte daran, dass mit den richtigen Mitteln die Selbstheilungskräfte angeregt werden können und so eine dauerhafte Gesundung erfolgt. 1870 änderte Schüßler seine medizinische Arbeit grundlegend, nachdem er sich mit den Studien zur Zellforschung von Prof. Moleschott (1822–1893) beschäftigt hatte. Moleschott legte erstmals dar, dass auch ein Mangel an Mineralstoffen Störungen im Mikroorganismus des Körpers auslösen kann.

Mineralstoffe als Schlüssel zur Gesundheit

Von nun an war es Schüßlers Ziel, diese Mineralstoffe ausfindig zu machen. So forschte er nach den Substanzen, die nötig sind, um einen Menschen am Leben zu erhalten – dazu untersuchte er sogar die Asche von Toten. In der Folgezeit isolierte er zwölf Mineralstoffe, die er in den Resten von Knochen, Haut, Haaren und Bindegewebe fand. Schüßler glaubte – und das war zur damaligen Zeit ein revolutionärer Gedanke –, dass für ein einwandfreies Funktionieren des Körpers diese Mineralstoffe in ausreichender Menge vorhanden sein müssen; andernfalls könnte sich eine Erkrankung entwickeln.

Selbstheilung mit Mineralsalzen in homöopathischer Form

Alle für uns wichtigen Mineralstoffe kommen in der Nahrung vor und werden normalerweise über die Speisen vom Körper aufgenommen. Dort sind sie nicht nur an allen Stoffwechselprozessen beteiligt, sondern sie bilden auch die Grundlage für das Wachstum und den Körperbau. Schüßlers Ziel war es aber nicht, dem Körper noch mehr Mineralstoffe zuzuführen, vielmehr wollte er ihm helfen, die zur Verfügung stehenden richtig verwerten zu können.

Ausgehend von der Erkenntnis, dass die normale Tätigkeit der körperlichen Zelle nur mit einem gewissen Gehalt an anorganischen Salzen möglich ist, begann Schüßler eben diese Mineralsalze in potenzierter Form zu verabreichen. Damit soll ein Reiz auf die Zellen ausgeübt werden, die lebenswichtigen Mineralien vermehrt aus der Nahrung aufzunehmen und richtig zu verteilen. Das entspricht dem Prinzip der Homöopathie als Weitergabe von »Informationen«, um die Selbstheilungskräfte des Körpers anzuregen. Dieses Prinzip nannte Schüßler »eine abgekürzte Therapie« und seine Mineralsalze »biochemische Funktionsmittel«, da sie die chemischen Vorgänge direkt in der Zelle beeinflussen.

MINERALSALZE – SCHÜSSLER-SALZE

Mineralsalze sind etwas anderes als Schüßler-Salze: Mit Ersteren gleichen Sie einen Mangel des Mineralstoffdepots in Ihrem Körper aus, mit Schüßler-Salzen behandeln Sie Ihre Beschwerden auf feinstofflicher Ebene.

Schüßler-Salze als Ergänzung

Man könnte nun annehmen, dass die Schüßler-Therapie nur eine Form der orthomolekularen Medizin ist, bei der Vitamine und Mineralstoffe in einer hohen Dosierung eingenommen werden, die in der Regel um ein Vielfaches höher liegt als die empfohlene Tagesdosis. Das stimmt so nicht, denn mit Schüßler-Salzen nehmen Sie keine zusätzliche Dosis an Mineralstoffen ein. Vielmehr verbessert sich die Aufnahme des zugeführten Stoffs, wenn Sie zum Ausgleich eines Mangels (orthomolekular) Mineralstoffe einnehmen müssen und dies durch die ergänzende Einnahme von Schüßler-Salzen unterstützen. So kann zum Beispiel das Salz Nr. 3 Ferrum phosphoricum die Verwertung von Eisen zum Ausgleich eines Eisenmangels verbessern, ebenso können die beiden Kalzium-Salze Nr. 1 und Nr. 2 die Aufnahme von Kalzium in den Knochen ver-

DR. SCHÜSSLERS GESUNDHEITS-GRUNDSÄTZE

1. Krankheiten entstehen durch einen Mangel an bestimmten lebensnotwendigen Salzen (Mineralstoffen) im Körper.
2. Durch die Zuführung der fehlenden Stoffe kann Heilung erfolgen.
3. Eine Schüßler-Salz-Gabe enthält allergeringste Mengen und ist damit keine Mineralstoff-Ersatztherapie.
4. Die Zufuhr der fehlenden Mineralstoffe erfolgt in einer homöopathischen Verdünnung, sodass der Übertritt der heilkräftigen Salze über die Schleimhäute des Mundbereichs unmittelbar ins Blut erfolgen kann.

WICHTIG

- Folgen Sie bei einem nachgewiesenen Mineralstoffmangel unbedingt der Empfehlung des Arztes. Verordnet er Ihnen ein bestimmtes Mineralstoff-Präparat zur Einnahme, können Sie unterstützend das entsprechende Schüßler-Salz einnehmen, um die Aufnahme und Verfügbarkeit der zugeführten Substanz zu verbessern.
- Auch wenn Ihre Erkrankung zur Symptomenliste des von Ihnen ausgewählten Schüßler-Salzes »passt«: Lassen Sie vorsichtshalber erst die Ursache durch einen Arzt oder Heilpraktiker abklären, um unerkannte Krankheiten auszuschließen, bevor Sie zu Schüßler-Salzen als Therapiemaßnahme greifen.
- Bei Leber- und Gallenproblemen können Schüßler-Salze sowohl vorbeugend als auch zur Entgiftung und Entlastung eingesetzt werden, sie eignen sich jedoch nicht zur Behandlung eines akuten bzw. entzündlichen Geschehens. In diesem Fall sind die Schüßler-Salze höchstens begleitend – und dies auch nur nach Absprache mit dem behandelnden Arzt oder Heilpraktiker – eine Therapieoption.

stärken. Allerdings entspricht diese Form der Anwendung von Schüßler-Salzen nicht der klassischen Behandlungsweise im Sinne von W. H. Schüßler. Denn Therapeuten, die mit Schüßler-Salzen arbeiten, verordnen sie bei den Symptomen und Krankheiten, die im Mittelbild beschrieben sind. Damit ist eine Auflistung von Beschwerden, bei denen Schüßler-Salze helfen können, sowie ihrer Wirkung im Körper gemeint. Das Schüßler-Salz ist passend, selbst wenn eine Blutuntersuchung meist keinen Mineralstoffmangel anzeigt. Das ist kein Widerspruch, sondern eher die Bestätigung von Schüßlers These der »Verteilungsstörung«: Dem Körper stehen zwar Mineralstoffe zur Verfügung, doch kann er sie nicht am richtigen beziehungsweise nötigen Ort einsetzen. Das kann auch auf die Leber zutreffen, die für ihre vielfältigen Aufgaben ebenfalls auf Mineralstoffe angewiesen ist.

Die wichtigsten Salze zur Entgiftung

Es gibt insgesamt 24 Schüßler-Salze, zwölf Basissalze und zwölf Ergänzungsmittel. Im Folgenden sind die drei Salze aufgeführt,

die aufgrund ihres Schwefel-Bestandteils die Leberfunktion stärken und die Entgiftung des Körpers ankurbeln können. Wie Sie die einzelnen Salze im Rahmen einer Leberschutz-Kur einsetzen können, erfahren Sie ab Seite 112.
Zudem können Sie die Salze vorbeugend als alleinige Maßnahme über einen Zeitraum von vier Wochen einnehmen. Dabei sollten Sie je zwei Tabletten des Salzes Nr. 10 vor dem Frühstück, des Salzes Nr. 6 vor dem Mittagessen und des Salzes Nr. 12 vor dem Schlafengehen einnehmen. Sie erhöhen den Effekt, wenn Sie zusätzlich abends einen Leberwickel anlegen (Seite 58).

Nr. 6 Kalium sulfuricum D6

Wegen des Schwefel-Bestandteils (Sulfat) in Kalium sulfuricum ist das Salz maßgeblich an allen Entgiftungsvorgängen beteiligt und hilft dem Körper, Cystein zu bilden. Diese Aminosäure wird in Haut, Haaren, Nägeln und im Knorpel benötigt.
Anwendungsgebiete: Kalium sulfuricum hat sich bei Ausschlägen und chronischen Haut- und Schleimhauterkrankungen, bei schlecht heilenden Wunden und Abschuppungen der Haut bewährt. Vor allem unterstützt es die Entgiftungsfunktion der Leber, gerade wenn diese durch Gifte belastet ist. Wer zu Melancholie und Ängstlichkeit neigt – Gefühle, die mit der Leberfunktion in Verbindung gebracht werden –, profitiert ebenso von diesem Salz. Bräunliche Hautflecken oder Verfärbungen, insbesondere an den Augenlidern, rund um Nase und Mund oder an der Stirn sowie plötzlich zahlreich auftretende Leber- oder Altersflecken können auf einen Mangel dieses Salzes hinweisen.

TIPP

Neben den Schüßler-Salzen in Tablettenform gibt es für die äußerliche Anwendung auch zwölf Schüßler-Salben. Sie können die Entgiftung mit den Schüßler-Salzen unterstützen, wenn Sie die Schüßler-Salbe Nr. 6 in den Oberbauch einmassieren.

Nr. 10 Natrium sulfuricum D6

Seine Wirkung wird auch mit »Klärstrom« umschrieben, denn es regt den Stoffwechsel an und fördert generell die Ausscheidung. Dadurch unterstützt es die Leber in ihrer Funktion.
Anwendungsgebiete: Das Salz Nr. 10 Natrium sulfuricum leitet überschüssige Flüssigkeiten aus dem Körper bzw. aus den Zellen aus, entwässert, reinigt und entgiftet den ganzen Körper – es »klärt«. Das Salz fördert die Produktion von Verdauungssekreten

und regt somit die Funktion von Leber, Gallenblase und Darm an. Außerdem unterstützt es die Nierentätigkeit. Das Mittel hilft bei Störungen der Fettverdauung, Blähungskoliken, Ödemen und nässenden Hautausschlägen.

Nr. 12 Calcium sulfuricum D6

Schüßler selbst hatte dieses Salz wieder aus seiner Mittelliste gestrichen, da er dessen Wirkung auch in den anderen Salzen wiederzufinden glaubte. Doch seine Nachfolger nahmen es wieder in die Liste auf.

Anwendungsgebiete: Das Salz Nr. 12 regt den Gallefluss an und wirkt reinigend und entgiftend, es beschleunigt die Stoffwechselvorgänge in der Zelle und unterstützt die Bildung von neuen Zellen. Dadurch kann es auch zur besseren Funktion und Regeneration der Leber beitragen. Zudem wirkt es entzündungshemmend bei chronischen Entzündungen.

BEZUG DER SALZE

Schüßler-Salze sind in der Apotheke rezeptfrei erhältlich. Sie kosten je nach Packungsgröße zwischen 8 und 15 Euro.

Potenzierung, Einnahme und Dosierung

Schüßler-Salze sind ebenso potenziert wie homöopathische Mittel (Seite 66), damit sie über Schleimhäute und Blut schnell an ihren Bestimmungsort im Körper gelangen. Angeboten werden sie als gepresste Milchzucker-Tabletten zur Einnahme. Am wirksamsten ist immer die Standard-Potenz, die Schüßler seinerzeit selbst festgelegt hatte; meist ist das die Potenz D6. Biochemische Mittel, die eine Besserung bei chronischen Erkrankungen herbeiführen sollen, müssen oft über Monate eingenommen werden.

Die in diesem Buch vorgestellten Schüßler-Salze für die Leber sollten als entgiftende Maßnahme täglich über einen Zeitraum von vier Wochen eingenommen werden. Die Regeldosierung für Erwachsene und Kinder über 12 Jahren beträgt dreimal täglich zwei Tabletten, die man langsam im Mund zergehen lässt, am besten unter der Zunge.

Einschränkungen während der Therapie, wie der Verzicht auf scharfe Gewürze, Kaffee oder auf ätherische Öle wie Menthol oder Kampfer bei den homöopathischen Mitteln, gelten bei den Schüßler-Salzen nicht.

Akupressur tut gut!

Die Akupressur unterstützt effektiv das Leber-Galle-System bei seiner täglichen Arbeit. Sie ist die »kleine Schwester« der Akupunktur und eignet sich gut zur Selbstbehandlung, wenn man die Drucktechnik beherrscht und die richtigen Druckpunkte kennt. Im Therapiekonzept der TCM sind beide wichtige Methoden, die bei einer Vielzahl von Erkrankungen zum Einsatz kommen.

TCM – eine uralte Heilkunst

Die TCM gehört zu den ältesten überlieferten Heilkünsten. Sie basiert auf der Idee, dass eine Krankheit die Folge eines gestörten Energiekreislaufs beziehungsweise eines Energiemangels ist. Diese Lebensenergie (Qi) fließt in festen Bahnen, den sogenannten Meridianen, durch den Körper. Die Meridiane sind jeweils einem Organ zugeordnet. So spricht man etwa vom Herz-, Leber- oder Gallenblasenmeridian. Insgesamt kennt die TCM zwölf Hauptmeridiane, die jeweils auf der rechten und linken Körperseite liegen, und zwei außerordentliche Leitbahnen in der Mitte des Körpers, das Konzeptionsgefäß und das Lenkergefäß. Auf diesen Meridianen liegen viele hundert Akupunkturpunkte, die wiederum verschiedenen Beschwerden zugeordnet sind.

Wie funktionieren Akupunktur und Akupressur?

Akupunktur und Akupressur wirken im Wesentlichen als Reflexzonentherapie: Bei der Akupunktur werden sterile Einmalnadeln, meist aus Stahl, für etwa 20 Minuten in die Akupunkturpunkte eingestochen. Dagegen massiert man bei der Akupressur die gleichen Punkte einige Minuten lang mit festem Druck zum Beispiel der Fingerkuppe. Auf diese Weise wird die Störung beziehungsweise Blockade des Energieflusses aufgehoben, und die Beschwerden lassen nach. Ein häufiger Grund für die Anwendung der beiden Methoden ist die Linderung von akuten Schmerzen. Hierbei wirkt die Stimulierung der Punkte auf zwei Ebenen: Zum einen wird die Weiterleitung der Schmerzempfindung im Rückenmark blockiert, zum anderen werden im Gehirn Botenstoffe (Endorphine) ausgeschüttet, die ebenfalls Schmerzen dämpfen.

TRADITIONELLE CHINESISCHE MEDIZIN (TCM)

Weitere wichtige Behandlungsformen der TCM neben Akupunktur und Akupressur sind die Kräutertherapie mit individuell abgestimmten und speziell zubereiteten Abkochungen (Dekokt) sowie die chinesische Diätetik zur innerlichen Anwendung.

TIPP

Statt mit dem Finger können Sie den jeweiligen Punkt auch mit einem speziellen Akupressurstäbchen massieren. Eine Häkelnadel ist dafür ebenfalls gut geeignet.

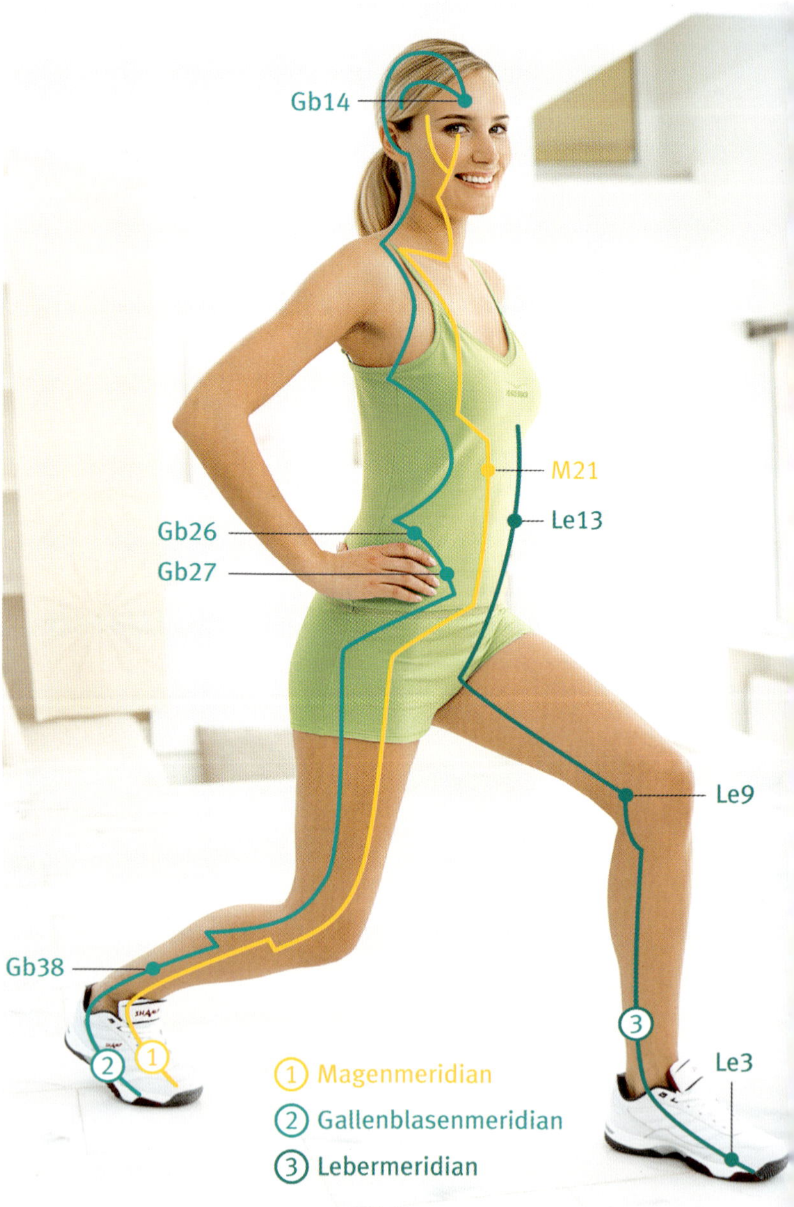

Eingezeichnet sind die Lage von Leber-, Gallenblasen- und Magenmeridian mit den leber- und gallewirksamen Akupressurpunkten.

Wie wird Akupressur angewendet?

Um einen Effekt zu erzielen, ist es wichtig, die Akupressurtechnik genau zu kennen. Eine häufige Methode ist die Fingerdruckmassage: Es wird eine Fingerkuppe (Daumen, Zeige- oder Mittelfinger) möglichst genau auf den Akupunkturpunkt aufgelegt. Dann wird mit einer kreisenden Bewegung im Uhrzeigersinn gleichmäßiger, fester Druck ausgeübt. Dabei reiben Sie nicht mit dem Finger über die Haut, sondern verschieben vielmehr die Haut, auf der die Fingerkuppe fest liegt, gegen das darunterliegende Gewebe. Jeden Punkt sollten Sie beidseits zweimal täglich etwa zwei bis drei Minuten lang massieren, bei akuten Schmerzzuständen nach Möglichkeit so lange, bis der Schmerz nachlässt.

AKUPRESSUR

Ziel der Akupressur ist es, den blockierten und aufgestauten Energiefluss im Körper wieder anzuregen und dadurch die Selbstheilungskräfte des Körpers zu aktivieren.

Punktekombination für Leber und Gallenblase

Nachfolgend stellen wir Ihnen Punktekombinationen zur gezielten Stärkung des Leber-Galle-Systems vor. Wichtig ist, dass Sie die Grenzen der Selbstanwendung beachten: Heftige Schmerzen und Beschwerden, vor allem wenn sie mit Fieber einhergehen, sind immer Gründe für einen sofortigen Arztbesuch!
Die Bezeichnung der Punkte, zum Beispiel Gb 34, setzt sich aus der Abkürzung für den Meridian (L = Leber, M = Magen, Gb = Gallenblase) plus einer Nummer für die Lokalisation auf dem Meridian zusammen. Alle unten genannten Punkte und die dazugehörigen Meridiane finden Sie in der Abbildung links.

Zur Revitalisierung der Leber

Le 13: Er liegt am inneren Rand der 11. Rippe. Fahren Sie von den Brustwarzen senkrecht nach unten, bis Sie den unteren Rand Ihrer Rippen erreichen. Dort kommt von außen noch eine »kurze« Rippe nach innen. Den Punkt, an dem diese auf den Rippenbogen trifft, massieren Sie auf beiden Seiten.
Le 9: Er befindet sich an der Innenseite des Oberschenkels, etwa acht Finger oberhalb der Kniescheibe am inneren Rand des Oberschenkelmuskels. Diese Stelle ist oft druckschmerzhaft.
Le 3: Er liegt auf dem Fußrücken. Fahren Sie vom Mittelfußknochen Richtung Großzehe und massieren Sie nahe des Mittelfuß-

knochens in der Kuhle, die sich zwischen den Sehnen der ersten Zehe (Großzehe) und zweiten Zehe bildet.

HINWEIS
Die Lage der zu massierenden Akupressurpunkte ist im Text beschrieben und in dem Bild auf Seite 78 markiert. Dort sehen Sie auch den Verlauf des Leber-, Gallenblasen- und Magenmeridians.

Bei Gallenblasenproblemen und gelegentlichen Schmerzen in der Gallenblasengegend (rechter Oberbauch)

M 21: Denken Sie sich eine Linie vom unteren Ende des Brustbeins bis zum Nabel. Der Punkt liegt auf der Hälfte der Strecke zwei Daumenbreit nach außen.

Gb 38: Er befindet sich an der Außenseite des Unterschenkels. Gehen Sie vom äußeren Fußknöchel vier Daumenbreit nach oben und rutschen Sie dann leicht nach vorn an die Kante des Unterschenkelknochens.

Le 13: Er liegt am inneren Rand der 11. Rippe. Zur genauen Lokalisation siehe Seite 79.

Akutpunkte bei einer Gallenkolik

Wenn Sie den Verdacht haben, dass Ihre Schmerzen durch eine Gallenkolik ausgelöst werden, müssen Sie sofort einen Arzt aufsuchen. Bis die eigentliche Behandlung beginnt, können Sie versuchen, mittels Akupressur der folgenden Punkte Ihre Schmerzen zu mildern:

Gb 14: Dies ist der wichtigste Punkt. Er liegt auf der Stirn auf halber Höhe zwischen Augenbrauen und Haaransatz. Fahren Sie von der Pupille ausgehend (geradeaus nach vorn schauen) senkrecht nach oben, bis Sie im Stirnknochen eine leichte Vertiefung spüren können. Massieren Sie hier, bis die Schmerzen nachlassen.

Gb 26: Orientieren Sie sich am bereits beschriebenen Punkt Le 13 und ziehen Sie von diesem Punkt eine gedachte Linie zum Nabel. Der Punkt GB 26 liegt von Le 13 aus gesehen zwei Daumenbreit nach außen (weg vom Nabel).

Gb 27: Suchen Sie den vorderen Dorn Ihrer Beckenschaufel (der Punkt, der in Rückenlage am weitesten nach oben ragt). Fahren Sie von dort aus einen Zentimeter nach innen.

Sport entlastet die Leber

Ohne regelmäßige körperliche Aktivität, und zwar am besten mindestens dreimal die Woche für jeweils 30 bis 45 Minuten, werden Ihre Bemühungen, die Funktion Ihrer Leber nachhaltig zu unterstützen, nur halb so effektiv sein. Denn:

- Regelmäßiges Training hilft beim Abnehmen. Sport regt den Stoffwechsel an und steigert den Kalorienverbrauch. Hierfür greift die Leber auf ihre Vorräte zurück und baut so ihre Energiereserven ab. Dadurch werden nicht nur Fettpolster, sondern auch Fetteinlagerungen in der Leber zum Schmelzen gebracht.
- Regelmäßiger Sport fördert die Durchblutung der Leber.
- Wer ordentlich schwitzt, scheidet Schadstoffe über die Haut aus. Diese Schadstoffe müssen nicht mehr über die Leber abgebaut werden – eine effektive Entlastung der Leber ist die Folge.

Bitte vorab mit dem Arzt klären

Da die Leber auch das in der Muskulatur während der körperlichen Betätigung anfallende Laktat (Milchsäure) »recycelt«, um daraus wieder Energieträger zu produzieren, sollte bei einer Lebererkrankung vorab mit dem Arzt abgeklärt werden, ob etwas gegen eine sportliche Betätigung spricht. In der Regel ist eine Lebererkrankung jedoch kein Hinderungsgrund. Im Gegenteil: Studien legen nahe, dass der Verlauf einer chronischen (keine akute!) Leberentzündung durch moderate körperliche Belastung über Ausdauersportarten wie Walken positiv beeinflusst wird.

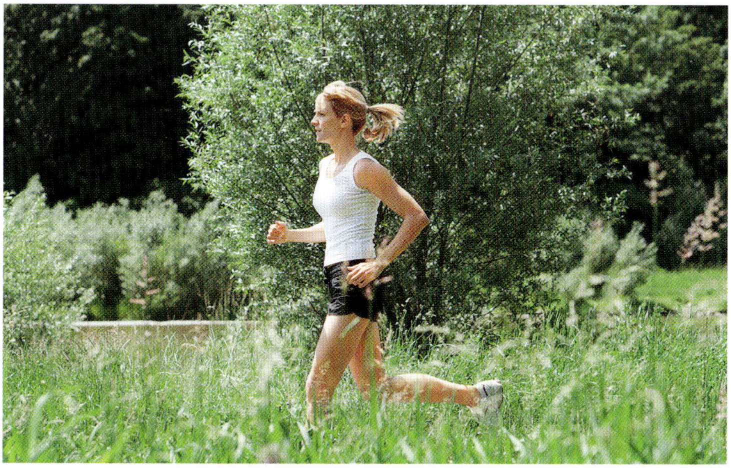

Durch Schwitzen beim Sport entgiften Sie Ihren Körper und entlasten dadurch das Leber-Galle-System.

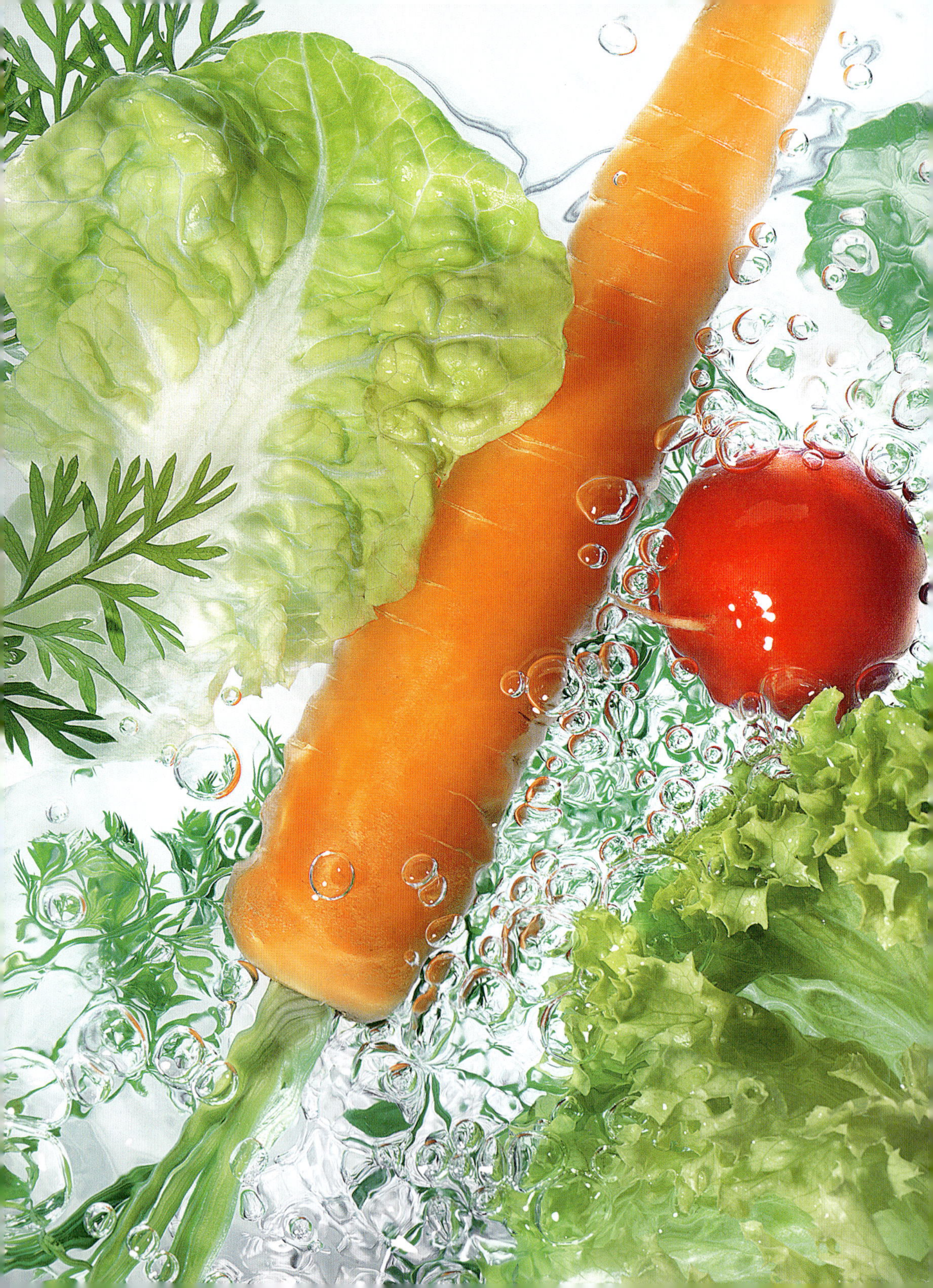

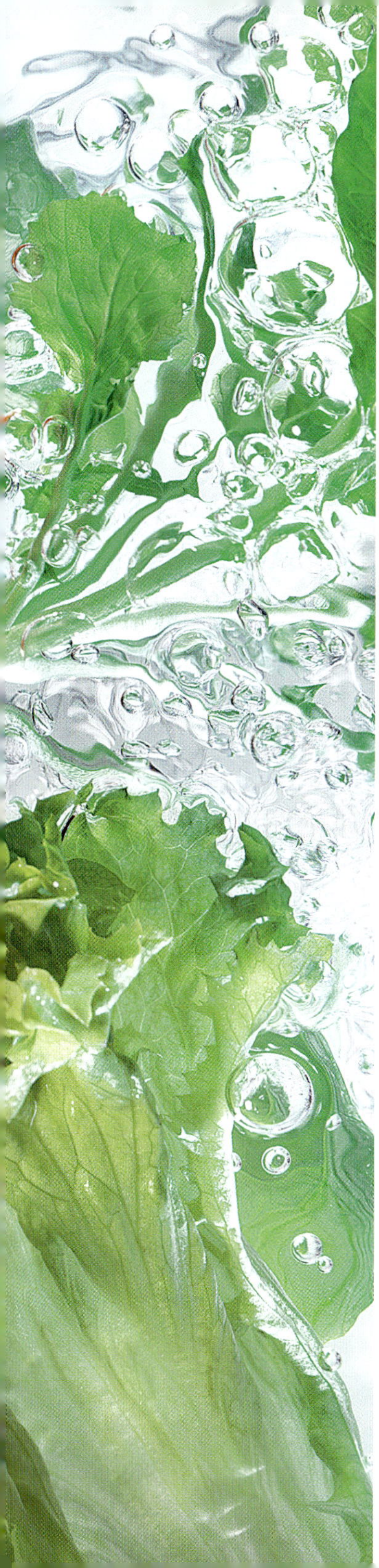

SO BLEIBT IHRE LEBER GESUND

Ausgewogen essen hält nicht nur schlank, sondern auch Ihr Leber-Galle-System gesund. Und wer seine Leber gezielt stärken möchte, führt zusätzlich einmal im Jahr eine Leberschutz-Kur durch.

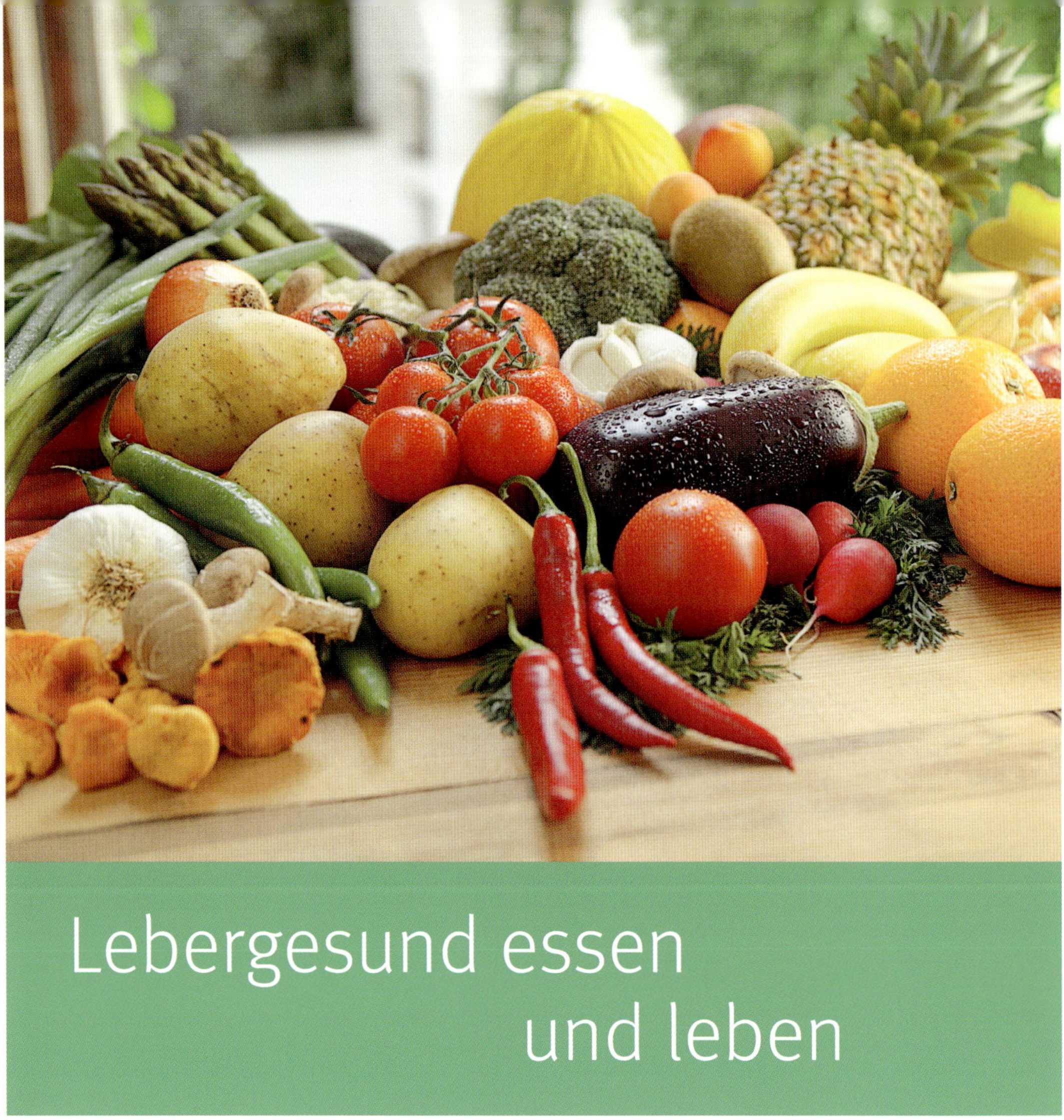

Lebergesund essen und leben

Der effektivste Leberschutz beginnt bei den einfachsten Dingen des täglichen Lebens. Wer gesund isst, Spaß an regelmäßiger Bewegung hat, Alkohol und Nikotin aus seinem Leben verbannt und sich zudem regelmäßige Auszeiten gönnt, um der Stressfalle zu entgehen, kann einer Erkrankung der Leber auch ohne spezielle Entlastungs- und Entgiftungsmaßnahmen vorbeugen. Das klingt gut, ist in der Hektik des modernen Alltags aber nicht immer so leicht umzusetzen. Das zeigt sich schon in unseren Ernährungs-

und Trinkgewohnheiten: Noch schnell den dritten »Coffee to go« auf dem Weg zum Termin besorgen, dazu ein süßes Gebäckstück oder ein Wurstbrötchen vom Straßenverkauf verzehren – so sieht für viele Berufstätige das Mittagessen während der Arbeitswoche aus. Und nach einem anstrengenden Tag reicht oft die Energie nicht mehr, um die Muskeln zum Beispiel durch Joggen, Radfahren oder Schwimmen in Schwung zu bringen. Dann doch lieber der gemütliche Abend auf dem Sofa bei einem Stück Pizza und einem Glas Bier. Allerdings: Fastfood oder industriell zubereitete Fertiggerichte, keine Muße beim Essen, zu wenig oder falsche Getränke, die Zigarette zur Entspannung anstelle des sehr viel effektiveren Entspannungstrainings, das obligatorische Feierabendbier – all dies verschafft dem Leber-Galle-System viel Arbeit.

Belastete Leber durch falsche Ernährung

Etwa 30 Tonnen Lebensmittel werden in 75 Lebensjahren in Ihrem Körper verstoffwechselt. Und weil die Leber die Oberhoheit über sämtliche Stoffwechselaktivitäten hat, wirkt sich ein Zuwenig an essenziellen Nährstoffen oder ein Zuviel an Kohlenhydraten, Fetten und künstlichen Lebensmittelzusätzen immer auch auf ihre Leistungsfähigkeit aus. Deshalb geht an einer Überprüfung Ihrer Ernährung kein Weg vorbei, wenn Sie es sich zum Ziel gesetzt haben, Ihre Leber zu stärken. Hier schon einmal ein grober Überblick, welche Stoffe in der Nahrung die Leber – neben Alkohol, Medikamenten, Nikotin und anderen Giftstoffen – auf Dauer so stark belasten können, dass sie krank wird:

- Versteckte Fette, zum Beispiel in Fertiggerichten, fettreichen Fleisch-, Wurst- oder Käsesorten, und zu viel raffinierter Zucker, etwa in Softdrinks, Marmelade oder süßem Gebäck, muss die Leber verstoffwechseln. Das kann sie auf Dauer überfordern. Sie beginnt, Fette einzulagern – eine Fettleber entsteht.
- Viele von uns nehmen zu wenige Ballaststoffe (Seite 87) auf. Damit schaden sie ihrem Darm und ihrer Leber. Denn Ballaststoffe haben – neben vielen anderen Vorzügen – auch die Fähigkeit, die Leber in ihrer Entgiftungsfunktion zu entlasten (Seite 19). Dies gilt vor allem für die, die wasserlöslich sind.

ZUSATZSTOFFE

Die Leber belasten nicht nur versteckte Fette und zu viel Zucker, sondern auch künstliche Aromen und Zusatzstoffe beziehungsweise Konservierungsmittel.

Wege zur lebergesunden Ernährung

Hat sich erst einmal eine Fettleber entwickelt oder hat ein Gallenstein eine üble Kolik ausgelöst, reichen gute Vorsätze nicht mehr aus – jetzt muss gehandelt werden. Und das heißt: Ändern Sie Ihre Essgewohnheiten, um das Leber-Galle-System gezielt zu entlasten und seine Funktionsfähigkeit zu verbessern.

Eine fett- und eiweißarme Leberschonkost, wie sie früher oft verordnet wurde, ist nicht notwendig. Stattdessen setzen die Mediziner heute auf Vollwertkost – oder eine leichte Version davon, eine moderate Ernährungsumstellung, die den Körper mit allen wichtigen Nährstoffen versorgt. Im Wesentlichen folgt sie den Prinzipien der von der Deutschen Gesellschaft für Ernährung (DGE) pro-

Unverträglichkeiten bei Nahrungsmitteln

Die Prozentzahl gibt den Anteil der Bevölkerung Deutschlands an, der die angegebenen Lebensmittel nicht verträgt.

Hülsenfrüchte	30 %	hart gekochte Eier	15 %
Gurkensalat	29 %	frisches Brot	14 %
Frittiertes	22 %	Bohnenkaffee	12 %
kohlensäurehaltige Getränke	20 %	Geräuchertes	11 %
Weißkohl	20 %	Stein- und Kernobst	7 %
fette Speisen	17 %	alle Nüsse	7 %
Paprikagemüse	17 %	Paniertes	7 %
Sauerkraut	16 %	Pilze	6 %
Rotkraut	16 %	Lauch	6 %
Zwiebeln (roh, gekocht)	16 %	Vollkornbrot	5 %
süße, fette Backwaren	16 %	schwarzer Tee	3 %

(Erhebung der Deutschen Arbeitsgemeinschaft für klinische Ernährung und Diätetik und anderen Rationalisierungsschemata von 2004)

pagierten Vollwertkost, jedoch lässt sie bestimmte Lebensmittel oder Speisen weg, die als »schwer verdaulich« gelten beziehungsweise mit denen ein erhöhtes Risiko verbunden ist, Unverträglichkeiten auszulösen – und zwar nicht nur bei Kranken, sondern auch bei Gesunden (Tabelle, Seite 86). Diese Form der Ernährung empfiehlt sich vor allem dann, wenn die Leber als Folge von Fetteinlagerungen vergrößert ist, eine Neigung zu Gallensteinen besteht und natürlich, wenn nach dem Essen immer wieder Verdauungsprobleme auftreten.

Ballaststoffe entlasten die Leber

Angeführt wird die Intoleranzliste der leichten Vollwertkost (Tabelle, Seite 86) von Hülsenfrüchten, die wie Vollkornprodukte, viele Obst- und Gemüsesorten besonders viele Ballaststoffe enthalten. Eigentlich gehören Ballaststoffe zu den Lieblingsstoffen der modernen Ernährungslehre, weil sie vor zahlreichen Zivilisationskrankheiten schützen können: vor Verstopfung, Darmkrebs und Übergewicht, aber auch vor Fettstoffwechselstörungen, Typ-2-Diabetes, Arteriosklerose und Entzündungen. Sogar der Entstehung einer Fettleber wirken Ballaststoffe entgegen. Als einzige Vitalstoffe sind sie nämlich in der Lage, Gifte im Darm zu binden. Auf diese Weise werden die Schadstoffe über den Stuhl nach draußen befördert – der Weitertransport zur Leber fällt also flach. Das bedeutet: Die Leber wird durch Ballaststoffe effektiv entlastet, weil sie nun weniger entgiften muss. Auch die Gallensäuren im Darm werden von den Ballaststoffen gefangen und nach draußen geschleust. Als Folge muss die Leber neue Gallensäuren bilden. Und da sie hierfür viel Cholesterin benötigt, sinkt der Cholesterinspiegel im Blut. Der cholesterinregulierende Effekt wird noch verstärkt, weil Ballaststoffe zudem die Cholesterinproduktion in der Leber direkt hemmen.

SINNVOLLER »BALLAST«

Weil sie unverdaulich sind und der Organismus sie eigentlich nicht verwerten kann, wurden Ballaststoffe jahrzehntelang nur als »Ballast« eingestuft – bis man ihren Sinn erkannte.

30 Gramm Ballaststoffe pro Tag

Die Deutsche Gesellschaft für Ernährung e.V. (DGE) empfiehlt für Erwachsene mindestens 30 Gramm Ballaststoffe am Tag. Davon sollte ungefähr die Hälfte aus Getreide, der Rest aus Gemüse, Obst und Kartoffeln stammen. Mit drei Scheiben Vollkornbrot, drei Kartoffeln, drei Portionen Gemüse (etwa 200 Gramm Brokkoli, eine Karotte, 100 Gramm Chicorée) und zwei Portionen Obst (zum Beispiel ein Apfel, 150 Gramm Beeren) pro Tag haben Sie Ihr Soll bereits erreicht!

Übrigens hängt der Ballaststoffanteil in der Nahrung nicht nur von den einzelnen Lebensmitteln selbst, sondern auch von deren Zubereitung ab. Er ist höher, wenn man Obst mit der Schale isst, die Karotten roh statt gegart zu sich nimmt und Gemüse generell möglichst wenig zerkleinert. Sobald sie passiert oder püriert werden, schrumpft der Ballaststoffgehalt auf ein Minimum.

Viele Schutzwirkungen

Ein wesentlicher Grund für die gesundheitsfördernde Wirkung von Ballaststoffen ist, dass sie von den Verdauungsenzymen in Magen und Dünndarm nicht abgebaut werden können und deshalb unverdaut in den Dickdarm gelangen. Dies hat für den Körper viele Vorteile: Die rauen Fasern der Ballaststoffe reiben während ihres Transports an der Darmwand entlang und fördern so den Erneuerungsprozess der Darmschleimhaut. Den Mikroorganismen der Darmflora (Seite 119) dienen sie als Nahrung, denn sie bauen Ballaststoffe zu kurzkettigen Fettsäuren (wie Buttersäure) ab. Dadurch liefern sie die Schutzstoffe, die den Entstehungsmechanismen von Darmkrebs entgegenwirken. Außerdem sind Ballaststoffe gute Satt- und Schlankmacher, die dafür sorgen, dass Heißhungerattacken ausbleiben. Kurzum: Es gibt eigentlich keinen Grund, vor Ballaststoffen im Essen zu warnen – außer Sie gehören zu den Menschen, die auf den Verzehr von Ballaststoffen mit Verdauungsproblemen reagieren.

TIPP

Wenn Sie bisher zu wenig Ballaststoffe gegessen haben und nun umstellen wollen oder müssen, sollten Sie die Ballaststoffe allmählich in Ihren Speiseplan aufnehmen. Sonst könnten Verdauungsprobleme Ihre guten Vorsätze zunichte machen.

Hören Sie auf Ihren Körper ...

Gerade Menschen mit chronischen Verdauungs-, Leber- oder Gallenblasenproblemen reagieren häufig mit heftigen Blähungen, Völlegefühl und/oder saurem Aufstoßen auf ballaststoffreiche Lebensmittel. Oft lassen sich diese Probleme vermeiden, indem Sie Ihre Ernährung schrittweise über einige Wochen umstellen und

dabei ballaststoffreiche Lebensmittel nach und nach in Ihre veränderten Ernährungsgewohnheiten integrieren. Ersetzen Sie zum Beispiel zunächst die Frühstückssemmel durch ein Vollkornbrötchen oder eine Scheibe Vollkornbrot, oder essen Sie einen Apfel anstelle des Schokoriegels als Zwischenmahlzeit. In einem nächsten Schritt ersetzen Sie dann die Weißmehlnudeln zum Mittagessen durch Vollkornreis oder Vollkornnudeln.
Wichtig ist auch, viel zu trinken, insbesondere wenn Sie Ihre Ernährung mit konzentrierten Ballaststoffquellen wie Leinsamen, Weizenkleie, Flohsamenschalen oder indischen Flohsamen ergänzen (ein Teil Quellstoff auf zehn Teile Wasser). Letztlich sollten Sie sich jedoch immer an den Grundsatz halten: Hören Sie auf Ihren Körper und essen Sie nur das, was Ihnen gut bekommt!

... und lassen Sie schlecht verträgliche Lebensmittel einfach weg!

Neben ballaststoffreichen Lebensmitteln gibt es weitere Nahrungsmittel, aber auch Zubereitungsarten, die überdurchschnittlich oft schlechter als andere vertragen werden. So reagieren zum Beispiel 22 Prozent der Bevölkerung mit Verdauungsstörungen auf alles, was frittiert ist (Tabelle, Seite 86).

BEI LEBERPROBLEMEN MEIDEN

Auf folgende Lebensmittel sollten Sie bei Leberproblemen, aber auch bei chronischen Verdauungsstörungen und anderen Unverträglichkeiten verzichten:

- stark oder mit Speck angebratene, geröstete Speisen, zum Beispiel Scholle mit Speck
- panierte und frittierte Speisen wie gebackenes Schnitzel oder gebackenes Fischfilet
- fette und geräucherte Fleisch-, Wurst- und Fischwaren, zum Beispiel Leberwurst, Salami, Räucheraal und Schillerlocken
- vollfette Milch- und Käseprodukte, Sahne, Crème fraîche
- fette Brühen oder Soßen wie Sahnesoße, Béchamelsoße, Käsesoße, fette, gebundene Bratensoße
- generell frisches Brot; frische (warme) oder sehr fette Backwaren (vor allem Gebäck aus Blätterteig oder Frittiertes)
- Mayonnaise, hart gekochte Eier
- scharfe Gewürze (wie Chili, Tabasco, frischer Ingwer), Zwiebeln und Knoblauch

Schonende Zubereitung

Leichte Vollwertkost wird schonend zubereitet. Frittieren oder Braten mit viel Fett sollten Sie ebenso vermeiden wie rohe, gärende Speisen oder den übermäßigen Einsatz von raffiniertem Zucker. Generell sollten die Speisen nicht zu stark gebraten, gegrillt oder gewürzt sein. »Fad« brauchen sie trotzdem nicht zu sein, zumal es eine Reihe von Gewürzen gibt, die nicht nur gut schmecken, sondern auch leberstärkend und verdauungsfördernd wirken. Beispielsweise helfen Salbei oder Paprika, fette Speisen zu verdauen, Kümmel steigert die Gallensaftsekretion und fördert damit ebenfalls die Fettverdauung, und der bitterstoffhaltige Kurkuma (ist in jeder Currymischung enthalten) ist eines der klassischen Mittel zur Stärkung der Leber (Seite 57).

Die Rolle der Nährstoffe

Weil die Mediziner Übergewicht – neben übermäßigem Alkoholkonsum – als Hauptbelastungsfaktor für die Leber einstufen, wird der Arzt oder Heilpraktiker sein Augenmerk immer auch auf die tägliche Kalorienaufnahme richten, wenn er Hinweise für eine Fettleber gefunden hat. Die Gebote der leichten Vollwertkost sehen hierfür klare Richtlinien vor: Mehr als 1800 bis 2000 Kalorien pro Tag (bei einem Body-Mass-Index unter 25 – Info links) sollten es nicht sein. Jede weitere Kalorie fördert die Bildung von Fettpolstern und birgt damit auch die Gefahr, dass sich immer mehr Fett in der Leber einlagert. Mitunter wird der Arzt auch eine geringere Kalorienzahl als Grenzwert pro Tag empfehlen, je nachdem, wie viel Energie pro Tag durch Bewegung verbraucht wird beziehungsweise ob es notwendig ist abzunehmen.

Doch kommt es hierbei nicht nur auf die Kalorienanzahl an, sondern auch darauf, in welcher Form wir die für alle Lebensprozesse notwendige Energie unserem Körper zuführen. Koh-

BODY-MASS-INDEX

Der Body-Mass-Index, abgekürzt BMI, ist eine Messgröße, die zur Berechnung des Körpergewichts herangezogen wird und das Verhältnis von Körpergewicht zur Körpergröße angibt. Berechnet wird er mit der folgenden Formel: BMI = Körpergewicht (in Kilogramm) dividiert durch das Quadrat der Körpergröße (in Metern). Für eine 1,70 Meter große und 65 Kilo schwere Frau beträgt der BMI 65 : (1,7 x 1,7) = 22,5. Gemäß der geltenden Adipositas-Klassifikation ist dieser BMI optimal. Erst ab einem Wert von 25 sprechen die Mediziner von Übergewicht, ab einem BMI von 30 von starkem Übergewicht oder Adipositas.

lenhydrate, Fette und Eiweiße (Proteine) sind die Energielieferanten des Körpers – aber nicht jede gelieferte Energie ist für ihn gleichermaßen nützlich.

ZUCKER IM BLUT
Der Blutzuckerspiegel steigt immer dann, wenn wir gegessen und verdaut haben und die Energie der Nahrung ins Blut abgegeben wurde.

Die zwei Gesichter der Kohlenhydrate

Besonders tückisch sind Kohlenhydrate, also Zucker: Je nachdem, von welchem Nahrungsmittel sie stammen und welche chemische Struktur sie haben, helfen sie uns entweder sehr effektiv dabei, über längere Zeit Höchstleistungen zu erbringen, oder sie treiben uns ins Übergewicht und lassen unsere Leber verfetten.

Einfach, zweifach, mehrfach

Kohlenhydrate stellen von allen Energielieferanten am schnellsten den Brennstoff für die Zellen bereit. Hierfür werden sie aus dem Essen durch die Verdauungsenzyme in ihren kleinsten Bestandteil, in Glukose (Einfachzucker, Monosaccharid), zerlegt und dann als Blutzucker ins Blut abgegeben. Wie rasch dieser Vorgang dauert, hängt davon ab, wie die Kohlenhydrate aufgebaut sind: Je komplexer ihre Struktur ist, desto länger dauert die Spaltung in verwertbare Glukose – und desto langsamer steigt der Blutzuckerspiegel an. Das ist für den Organismus wesentlich besser als der schnelle Powerschub durch einfach gebaute Kohlenhydrate. Diese stellen die Energie zwar sehr schnell bereit, doch in der Folge sinkt der Energiespiegel auch ebenso rasch wieder ab (und erzeugt dabei auch noch einen fatalen Heißhunger auf Süßes). Vor allem aber sorgen sie dafür, dass der Blutzuckerspiegel sofort in die Höhe schnellt. Das ruft das Bauchspeicheldrüsenhormon Insulin auf den Plan, das die Aufgabe hat, den Zucker aus dem Blut in die Zellen zu schleusen. Je höher die Zuckerkonzentration im Blut, desto mehr Insulin wird von der Bauchspeicheldrüse freigesetzt. Dies wirkt sich auch auf die Fettverwertung aus. Denn während der Insulinausschüttung wird kein Fett verbrannt – also wandert es erst einmal ungenutzt in die Fettdepots, das heißt in die Fettzellen an Hüften, Po, Oberschenkeln und Bauch – und wenn das Überangebot an Fetten gar zu groß ist, auch in die Leber. Wie es genau dazu kommt, haben Sie bereits auf Seite 27 erfahren. Müs-

VORSICHT
Auch hinter Bezeichnungen Saccharose, Milchzucker, Glucose-Sirup, Malzextrakt oder Süßmolkepulver steckt einfach nur Zucker.

sen die Leberzellen immer wieder mit großen Mengen an Fettmolekülen (vor allem Triglyzeriden) fertig werden, fangen sie an zu streiken und drosseln die Produktion des Regulatorproteins namens TBL1 – der Startschuss für die Entstehung einer Fettleber.

Kohlenhydrate nach ihrem glykämischen Index

Der Einfluss eines Lebensmittels auf den Blutzuckerspiegel beziehungsweise darauf, wie viel Insulin die Bauchspeicheldrüse nach dem Verzehr ausschüttet, wird mithilfe des glykämischen Indexes auf einer Skala von 1 bis 100 gemessen. Dieser Wert besagt, wie schnell ein Lebensmittel den Blutzuckerspiegel ansteigen lässt. Lebensmittel mit einem niedrigen glykämischen Index (unter 51) gelten als natürliche Schlankmacher, weil nach ihrem Verzehr der Blutzuckerspiegel moderat ansteigt. Dazu gehören unter anderem Roggenbrot, Pumpernickel oder Vollkornbrot, fettarme Käsesorten und andere Milchprodukte, Eier, Nüsse, Geflügel, Soja und viele Sorten an Obst, Gemüse, Salat und Hülsenfrüchten. Einen hohen glykämischen Index haben zum Beispiel Weißmehlbrote, süße Backwaren, Marmelade, Pommes frites und Chips, aber auch weißer Reis, Cornflakes, Müsli mit Zuckerzusatz und Getränke wie Bier, Cola, Limonade und Fruchtsaftgetränke. Klar, dass die Botschaft für einen effektiven Leberschutz folglich nur lauten kann: Hochglykämische Lebensmittel meiden und stattdessen möglichst oft niedrigglykämischen Lebensmitteln den Vorzug ge-

GLYKÄMISCHER INDEX

Er misst auf einer Skala von 1 bis 100 den Einfluss eines Lebensmittels auf den Blutzuckerspiegel beziehungsweise darauf, wie schnell und wie viel Insulin die Bauchspeicheldrüse nach dem Verzehr ausschüttet. Lässt ein Lebensmittel den Blutzucker rasch und hoch ansteigen, wird besonders viel Insulin freigesetzt (= hoher glykämischer Index).

MAXIMALE ZUCKERMENGE

Eine Dose Cola oder Limonade (0,33 l) enthält rund 14 Stück Würfelzucker, das sind 34 Gramm purer Zucker! Die Deutsche Gesellschaft für Ernährung (DGE) empfiehlt Erwachsenen eine maximale Zuckermenge von 50 bis 60 Gramm pro Tag. Dieser Grenzwert ist schnell überschritten, selbst ohne Genuss von Limonade, denn viele Fertiggerichte, Soßen, sogar fettreduzierte Chips oder Joghurtsorten bekommen ihren vollen Geschmack erst durch die Zugabe von reichlich Zucker.

ben. Auf diese Weise bauen Sie nicht nur überschüssige Pfunde ab, sondern Sie beugen auch einer Fettleber vor.

Vorsicht mit Kohlenhydraten am Abend!

Das rege Wechselspiel »Kohlenhydrate – Blutzuckerspiegel – Insulinreaktion« ist jedoch nicht der einzige Aspekt, den man im Auge behalten sollte, wenn man sich lebergesund ernähren möchte. Zur Erinnerung: Die Vorratskammern des Körpers für überzählige Kohlenhydrate, die Glykogenspeicher, befinden sich in der Leber. Diese Speicher sind ziemlich klein und machen dicht, wenn sie überfüllt sind. Die Folge: Die Leber verarbeitet das Zuviel an Glukose kurzerhand zu Fett. Und so kann es passieren, dass Nudeln, Kartoffeln oder Gummibärchen direkt in Fett umgewandelt werden, auch wenn sie eigentlich primär Kohlenhydrate enthalten. Ein Szenario, das besonders am Abend droht, wenn schon einige kohlenhydratreiche Mahlzeiten hinter uns liegen. Daher lautet eine der lebergesunden Ernährungsregeln: Achten Sie darauf, nicht zu spät zu essen (spätestens bis 20.00 Uhr), und verzichten Sie abends möglichst auf Kartoffeln, Nudeln, Reis, Brot und Brötchen – die Kohlenhydratlieferanten Nummer eins. Essen Sie stattdessen Nahrungsmittel mit Eiweiß (Seite 98), etwa ein Omelett, eine Hähnchenbrust oder Tomaten mit viel Mozzarella.

Auf die richtigen Kohlenhydrate kommt es an!

Wohlgemerkt: Kohlenhydrate machen nicht prinzipiell dick oder fördern die Entstehung einer Fettleber. Doch sollte man Lebensmitteln, die komplexe Kohlenhydrate enthalten, unbedingt den Vorzug geben. Idealerweise sind sie in Stärke und Ballaststoffe eingebunden, also zum Beispiel in Hafer-, Dinkel-, Gersten- und Roggenflocken, Kleie, Kartoffeln,

GU-ERFOLGSTIPP

SÜSSE ALTERNATIVE

Johannisbrot (etwa aus dem Reformhaus) – die süß schmeckende Frucht des Johannisbrotbaums – ist eine gute Alternative für Naschkatzen, die nicht auf Schokolade verzichten können. Der natürliche Zuckergehalt und das karamellähnliche Aroma erinnern geschmacklich an Kakao. Im Unterschied zu Kakao ist Johannisbrot jedoch fettarm, ballaststoffreich und enthält zudem reichlich Kalzium und Eisen. Johannisbrot ist außerdem frei von Cholesterin, Laktose und Gluten und deswegen auch für Lebensmittelallergiker eine schmackhafte Alternative zu Schokolade.

Sojaprodukten, Vollkornbrot, -reis oder -nudeln, Salat, Obst und Gemüse. Diese Lebensmittel machen satt und versorgen den Körper zudem mit weiteren wichtigen Vitalstoffen, allen voran mit Vitaminen, Mineralstoffen und Spurenelementen. Schränken Sie dagegen den Verzehr von industriell verarbeiteten Kohlenhydraten drastisch ein: Raffiniertes Weißmehl (Type 405), Haushaltszucker oder Fruchtzucker sind »leere« Kalorienträger, die unserem Körper nichts anderes zu bieten haben als pure Energie. Gleiches gilt für Softdrinks wie Limonade und Cola, aber auch Ice Tea oder zuckergesüßte Fruchtsäfte. Gerade beim Genuss von zuckergesüßten Erfrischungsgetränken verliert man hinsichtlich der aufgenommenen Zuckermenge schnell den Überblick. Alternativen sind zuckerfreie Durstlöscher wie Mineralwasser, ungesüßte Kräutertees oder Saftschorlen im Mischungsverhältnis ein Drittel Saft zu zwei Drittel Wasser. Am besten trinken Sie pro Tag min-

GU-ERFOLGSTIPP KAFFEE ALS LEBERSCHUTZ

Ob Espresso, Cappuccino oder Filterkaffee – das in den Kaffeebohnen enthaltene Koffein schützt die Leber vor schädlichen Einflüssen, senkt das Risiko für Leberkrebs und die Entstehung einer Leberzirrhose und hilft sogar, den Verlauf chronischer Lebererkrankungen wie Hepatitis B und C oder eine bereits bestehende Leberzirrhose zu verlangsamen – das ist das Fazit verschiedener internationaler Studien. Ebenso profitieren Menschen mit erhöhten Leberwerten oder Übergewichtige, deren Leber bereits durch Fetteinlagerungen vergrößert ist. Warum Koffein der Leber so gut tut, ist derzeit noch nicht ganz klar. Wissenschaftler der Technischen Hochschule Aachen haben allerdings festgestellt, dass Koffein die Umwandlung von gesundem Lebergewebe in narbiges Bindegewebe zu bremsen vermag. Damit lässt sich zumindest der therapeutische Effekt von Koffein für Patienten mit einer chronischen Lebererkrankung erklären, bei denen die krankhafte Vermehrung von funktionslosem Bindegewebe in der Leber bereits begonnen hat. Schon der Genuss von zwei bis drei Tassen Kaffee pro Tag genügt, um der Leber die natürliche Schutzwirkung des Koffeins zukommen zu lassen – egal, ob mit oder ohne Zucker und Milch. Für einen Langzeiteffekt ist es jedoch wichtig, dass Sie regelmäßig, also zum Beispiel jeden Morgen zum Frühstück, Kaffee trinken.

destens zwei Liter. Übrigens ist auch Kaffee erlaubt! Studien zeigen: Kaffee verbessert die Leberwerte – sogar bei Menschen mit einer chronischen Lebererkrankung (Erfolgstipp, links).

Lebensnotwendiges Fett

Fett schützt uns vor Kälte, polstert unsere Organe gegenüber Stößen ab, transportiert die fettlöslichen Vitamine A, D, E und K, liefert lebensnotwendige mehrfach ungesättigte Fettsäuren, die der Körper selbst nicht herstellen kann, und ist ein wichtiger Baustoff für Nerven, Gehirn- und Immunzellen.
Anders gesagt: Ohne die regelmäßige Zufuhr von Fett würde unser Körper bald zugrunde gehen.

Vorsicht vor »Light«!

Die Kehrseite von Fett: Es hat einen hohen Brennwert und liefert fast doppelt so viel Energie wie Kohlenhydrate und Eiweiß. Deshalb steht der Fettgehalt praktisch immer auf dem Prüfstand, wenn es um eine kalorienreduzierte Ernährung geht. Viele Diätkonzepte basieren deshalb auch auf einer drastischen Senkung des Fettanteils. Ebenso hat die Industrie das fettarme Postulat längst für sich entdeckt und macht mit ihren »Light-Produkten« jedes Jahr Millionenumsätze.
Allerdings: Fett ist ein toller Geschmacksträger. Wenn es fehlt, muss der Geschmack durch mehr Würze und vor allem durch mehr Zucker erreicht werden. Dass künstliche Süßstoffe keine Lösung sind, ist inzwischen belegt: Durch den süßen Geschmack erwartet der Körper Zucker und stellt deshalb schon einmal viel Insulin zur Verarbeitung bereit. Erreicht ein Light-Produkt, das keinen Zucker zur Verfügung stellt, den Magen, reagiert der Körper mit Heißhunger – in der Hoffnung, so doch noch zu Zucker zu kommen. Die Folge: Man isst mehr. Dies ist auch einer der Gründe, weshalb im »Light-Produkte-Land« Nummer eins, den USA, die Zahl der Übergewichtigen seit Jahren ansteigt.
Problematisch sind auch die vielen künstlichen Zusatzstoffe, die nötig sind, um Light-Produkte schmackhaft zu machen. Sie belasten die Leber auf Dauer sogar mehr als der Verzehr von Fett.

ECHT »LIGHT«?

»Light«-Lebensmittel müssen mindestens 30 Prozent weniger Kalorien, Fett, Zucker oder Alkohol enthalten als das Originalprodukt.

Fette unter die Lupe genommen

Es ist nicht allein eine Frage der täglich verzehrten Fettmenge, ob man immer dicker und dadurch irgendwann leberkrank (oder zucker-, gefäß- beziehungsweise herzkrank) wird. Vielmehr ist wichtig, welches Fett Sie bevorzugt verzehren.

Weniger gute Fette

- **Tierische Fette** wie Braten, Wurst, Vollfettmilch, Sahne, Butter, Rindertalg enthalten vor allem gesättigte Fettsäuren und dienen dem Organismus primär als Brennstoff zur Energiegewinnung. Von ihnen weiß man inzwischen, dass sie langfristig – zumindest, wenn sie über Jahre hinweg in größeren Mengen konsumiert werden – zu Übergewicht und metabolischem Syndrom, Fettstoffwechselstörung, aber auch zu Erkrankungen von Herz und Gefäßen führen können.
- **Transfette** sind industriell gehärtete Fette, die in einigen Margarinen, raffinierten Speiseölen, in Frittiertem und Fertigprodukten stecken. Sie sind so ungesund, dass es New Yorker Restaurants verboten ist, Gerichte damit zu servieren. Auch wenn nicht hitzestabile Öle wie kalt gepresste Öle beim Braten zu stark erhitzt werden, entstehen Transfettsäuren.

Gute Fette

- **Ungesättigte Fettsäuren**, die meist pflanzlicher Herkunft sind, werden nur zu etwa 60 Prozent in Körperfett umgewandelt. Den Rest nutzt der Organismus als Baufett für die Zellen oder auch, um Hormone und Enzyme bereitzustellen, die den Fettstoffwechsel ankurbeln. Das gilt für einfach ungesättigte Fettsäuren, die etwa kalt gepresstes Olivenöl oder Avocado liefern, und für mehrfach ungesättigte Fettsäuren aus Weizenkeim- und Leinöl, Nüssen und Saaten.
- **Omega-3-Fettsäuren** und davon abgeleitet die Eicosapentaensäure (EPA) und Docosahexaensäure (DHA) sind Gesundheitsfette erster Güte. Die Schutzstoffe für Gefäße, Herz und Kreislauf stecken vor allem im Leberfett von Seefisch wie Lachs, Makrele, Hering oder Thunfisch, aber auch in pflanzlichen Ölen wie Raps- und Leinöl. Im Einzelnen wirken sich Omega-3-Fettsäuren günstig auf die Blutfettwerte, die Fließeigenschaften des Blutes, den Blutdruck, den Herzrhythmus und die Leber aus. Außerdem stellt der Körper aus Omega-3-Fettsäuren Eicosanoide her, die Entzündungen hemmen und deshalb Bestandteil der antientzündlichen Ernährung zum Beispiel von Rheumakranken sind.

Fettarme Alternativen – eine kleine Auswahl

Ganz ohne Fett geht es nicht, aber zu viel »falsches« Fett sollte es auch nicht sein. Wählen Sie daher Lebensmittel und Zubereitungsarten, von denen Sie genau wissen, welcher Fettanteil in ihnen steckt. Das ist gar nicht so leicht, wie es klingt, denn eines der Probleme unserer Wohlstandsernährung sind gerade die »versteckten« Fette etwa in Wurst, Schweinefleisch, Käse, Fertigsuppen und -soßen und natürlich in Salzgebäck, Schokolade, Kuchen, Eis und anderen süßen Speisen.

- Meiden Sie, wenn möglich, Fertigprodukte. Wenn Sie das Kochen im Wesentlichen der Lebensmittelindustrie überlassen, haben Sie kaum noch Einfluss darauf, wie viel und welches Fett (und andere Substanzen wie Zucker, Salz oder chemische Zusatzstoffe) Sie täglich zu sich nehmen. Wenn Sie, aus welchen Gründen auch immer, auf Fertiggerichte nicht verzichten können oder wollen, dann sollten Sie Gerichte wählen, die mit der grünen Lebensmittel-Ampel gekennzeichnet sind (www.ampelcheck.de).
- Sichtbare Fette können Sie vermeiden, indem Sie zum Beispiel auf das Frühstücksbrot wenig (oder gar keine) Butter oder Margarine streichen, den Fettrand vom Schinken wegschneiden oder die Fettangaben im Rezept etwas nach unten korrigieren.
- Wer auf sein Wurstbrot nicht verzichten möchte, sollte statt zur fetten Zervelatwurst, Salami oder Fleischwurst lieber zum mageren (Puten-)Schinken greifen.
- Gesunde Alternativen für einen Brotbelag sind auch vegetarische Brotaufstriche aus dem Reformhaus oder Bioladen in verschiedenen Geschmacksrichtungen. Ebenso ist mit frischen Kräutern gewürzter Magerquark eine fettreduzierte Lösung.
- Bei der Zubereitung warmer Gerichte können Sie Fett sparen, indem Sie für Gebratenes beschichtete Pfannen ganz ohne Öl verwenden. Dünsten statt Frittieren spart Fett, und Soßen können mit püriertem Gemüse oder wenig Mehl gebunden werden, anstatt Sahne oder Butterflöckchen einzurühren. Ebenso können Sie frisch zubereitetes Gemüse schonend dünsten und mit gehackten Kräutern bestreuen – dann brauchen Sie es nach dem Kochen nicht mehr in Butter zu schwenken.

FETTBEDARF

Der Anteil an Fetten in der täglichen Ernährung sollte ein Drittel des Kalorienbedarfs nicht überschreiten, das sind bei Frauen etwa 60 bis 80 Gramm pro Tag, bei Männern 80 bis 100 Gramm.

FETTFALLE

Die größte Fettfalle am Imbiss ist die Currywurst! Zusammen mit Pommes frites und einer Cola haben Sie die Hälfte des Tagesbedarfs an Energie und fast die empfohlene Tagesmenge an Fett verzehrt!

RAFFINIERTE ÖLE

Die ölreichen Samen wie Raps oder Oliven werden bei über 100 °C gepresst, oder das Öl wird mithilfe von Lösungsmitteln herausgefiltert. Die durch die Wärmeeinwirkung entstandenen Geschmacks- und Geruchsstoffe sowie Farbstoffe werden entfernt (Raffination). Raffiniertes Öl ist geschmacksneutral und sehr lange haltbar. Allerdings enthält es nur noch wenige Vitamine.

> Anstelle der Pommes aus der Imbissbude oder der heimischen Fritteuse können Sie knusprige Kartoffelspalten im Ofen auf Backpapier backen. Hierfür benötigen Sie nur ganz wenig Öl.

Kochen für Ihre Lebergesundheit!

Leberschutz fängt bereits bei der Zubereitung an: Vermeiden Sie gehärtete Pflanzenfette, Schmalz und Butter und geben Sie stattdessen hochwertigen pflanzlichen Fetten den Vorzug. Native, kalt gepresste Öle schmecken köstlich, sind besonders gesund und eignen sich vor allem zur Zubereitung von Salaten, Vorspeisen und Desserts. Werden kalt gepresstes Oliven-, Raps- oder Walnussöl erhitzt, gehen ihre wertvollen Inhaltsstoffe verloren; außerdem sind sie nicht hitzestabil genug. Deshalb verwenden Sie zum Braten und Backen besser raffinierte Pflanzenöle, deren Rauchpunkt über 160 Grad liegt. Damit ist die Temperatur gemeint, ab der das Öl zu verbrennen beginnt. Diese Temperatur sollte nicht überschritten werden, denn rauchendes Öl ist extrem gesundheitsschädlich (raucht doch einmal die Pfanne, Fett unbedingt weggießen und neues verwenden!). Geeignete raffinierte Öle sind Raps-, Oliven-, Soja-, Sonnenblumen-, Erdnuss- oder Maiskeimöl.

Eiweiß ist lebensnotwendig

Wir bestehen – neben Wasser und Fett – vor allem aus Eiweiß (Proteine), das heißt aus dessen Bausteinen, den Aminosäuren. In unseren Organen und Muskeln, in unserer Haut, unseren Haaren und Nägeln stecken Aminosäuren. Praktisch an jeder Reaktion oder Funktion im Körper sind Aminosäuren beteiligt, und zwar insgesamt 20. Davon sind acht Aminosäuren essenziell, das heißt, sie können nicht vom Körper hergestellt, sondern müssen mit der Nahrung aufgenommen werden (rechts). Fehlt dem Körper auch nur eine der Aminosäuren, kommt es zu Funktionsausfällen.

Eiweißquellen miteinander kombinieren

Ständig wird das Eiweiß in unserem Körper ab-, um- und wieder aufgebaut. Deshalb brauchen wir regelmäßig Nachschub. Wichtige Eiweißquellen sind Fleisch, Fisch, Eier und Milchprodukte.

Aber auch pflanzliche Lebensmittel wie Getreide, Kartoffeln und Hülsenfrüchte enthalten die unverzichtbaren Aminosäuren. Am besten lassen sich die essenziellen Aminosäuren verwerten, wenn sie mit bestimmten Kohlenhydraten kombiniert werden – so erhöht sich die biologische Wertigkeit von Eiweiß auf nahezu 100 Prozent. Das heißt: Aus 100 Gramm Nahrungseiweiß kann der Körper 100 Gramm für ihn »passendes« Eiweiß aufbauen. Gute Kombinationen sind beispielsweise Müsli mit Joghurt oder Milch, Vollkornbrot mit Käse oder Kartoffeln mit Quark oder Ei.

Worin steckt viel Eiweiß?

Erwachsene benötigen jeden Tag etwa 0,8 Gramm Eiweiß pro Kilogramm Körpergewicht. Bei einem Gewicht von 60 Kilogramm sind das täglich ca. 48 Gramm Eiweiß. In Fastfood ist das kaum zu finden. Wer sich ausgewogen ernährt, hat hingegen die breite Auswahl zwischen tierischen und pflanzlichen Quellen – denn nicht nur Hühnereier (Eigelb mehr als Eiklar) sind gute Eiweißlieferanten:

- Eiweißreich und dabei kalorienarm sind die meisten Fischsorten (sofern sie schonend zubereitet sind), allen voran Barsch und Forelle, Heilbutt, Knurrhahn oder Lachs.
- Ebenfalls gute Eiweißlieferanten sind alle Fleischsorten. Besonders gut schneidet Wild ab, ansonsten sollte man magerem Rindfleisch, Pute oder Hähnchen aus biologischer und nach Möglichkeit heimischer Zucht den Vorzug geben.
- Noch mehr Eiweiß steckt in den meisten Käsesorten. Bei der Auswahl darf man aber den Fettgehalt nicht aus den Augen lassen. So passt es gut, dass zum Beispiel der fettarme Harzer Roller besonders viel Eiweiß enthält. Das gilt aber auch für viele weitere feste Schnittkäse wie Ziegenkäse, Tilsiter, Sauermilchkäse oder Limburger, Greyerzer und Emmentaler. Absoluter Spitzenreiter ist der Parmesan mit 35 Gramm Eiweiß auf 100 Gramm Käse. Andere Milchprodukte wie Joghurt oder Quark sind ebenfalls gute Eiweißlieferanten.
- Pflanzliches Eiweiß findet sich reichlich in Sojabohnen, Sonnenblumenkernen, getrockneten Lupinenkernen, getrockneten grünen und gelben Erbsen und etwas weniger in Kartoffeln.

LEBERWIRKSAME AMINOSÄUREN

Die Aminosäuren Glutathion, Glyzin, Cystein, Glutamin, Methionin, Taurin, Glutaminsäure und Asparaginsäure spielen eine besonders wichtige Rolle bei der Leberentgiftung. Glutamin ist bei der Ammoniak-Entgiftung der Leber von Bedeutung.

WICHTIG

Ein hoher Verzehr an essenziellen Aminosäuren kann eine stark geschädigte Leber zusätzlich belasten. Besprechen Sie mit Ihrem Arzt, welche eiweißhaltigen Lebensmittel Sie essen und welche Sie meiden sollten.

Lebergesunde Alternativen

Ernähren Sie sich gesund, indem Sie leberungesunde gegen lebergesunde Lebensmittel austauschen. Mithilfe dieser Austauschtabelle fällt es Ihnen leicht, hochwertige Nahrungsmittel in Ihren Speiseplan aufzunehmen.

Auf diese Lebensmittel sollten Sie verzichten	Gesunde Alternativen
Kuchen, Torten, Fettgebackenes	einfaches Hefegebäck, Biskuitkuchen ohne Creme
frisches Brot, grobes Vollkornbrot	Brötchen, Zwieback, Knäckebrot, Mischbrot (falls gut verträglich, als Vollkornprodukte)
Spiegelei, Rührei mit Speck	Omelett, Rührei im Wasserbad, weich gekochtes Ei
Schmalz, überhitzte Bratfette, gehärtete Fette (Palmin etc.)	Maiskeimöl, Weizenkeimöl, wenig Butter
panierte Speisen	gedünstete oder ohne Fett gegrillte Speisen
Wiener Schnitzel, Cordon Bleu	Putenfilet gegrillt
fettes Fleisch, z.B. Bauchscheiben vom Schwein, Rollbraten, Hammelfleisch	mageres Fleisch, etwa von Hähnchen (ohne Haut), Pute, Rind
Speck, Salami, Zervelatwurst	magerer Schinken, Geflügelwurst, Aspikaufschnitt
Fischstäbchen	gedünstetes Fischfilet
Hering, Karpfen, Aal, Makrele	fettarmer Fisch, wie Seelachs, Scholle, Kabeljau, Forelle
Salamipizza	Gemüsequiche oder -strudel
Pommes frites, Bratkartoffeln, Kartoffelsalat mit Mayonnaise	Ofenkartoffeln, Pellkartoffeln, Salzkartoffeln

Auf diese Lebensmittel sollten Sie verzichten	**Gesunde Alternativen**
Hülsenfrüchte (Erbsen, Bohnen, Linsen), sofern sie nicht gut vertragen werden	gut verträgliches Gemüse wie Karotten, Fenchel, Spargel, Rote Beten, Kohlrabi, Tomaten
Kohlsorten wie Weißkohl, Rotkohl, Wirsing, sofern sie nicht gut vertragen werden	Salate wie Chicorée, Feldsalat, Endivie, Kopfsalat
fette Käsesorten (Brie, Camembert), Vollfettstufe bei Joghurt, Milch und Quark	Naturjoghurt (fettreduziert oder Magerstufe), Hüttenkäse, Harzer Roller, Magerquark
Crème fraîche	Schmand
Stachelbeeren, Johannisbeeren, teilweise Kernobst	reife Äpfel, Aprikosen und Pfirsiche, Bananen, Erdbeeren, Kiwi, Orangen und Mandarinen, wenn keine Allergie vorliegt
Milchspeiseeis	Fruchtsorbet (ohne Alkohol)
Mousse au Chocolat	Schokoladenpudding
Nougat- oder Sahnecreme-Schokolade	Bitterschokolade
Vollmilchschokolade	Fruchtgummi, Bitterschokolade
Kartoffelchips	Popcorn natur
Butterkekse	Russisch Brot, Reiswaffeln, Maiswaffeln
Limonade, Cola, Alkohol in jeder Form	Kaffee, Kräutertee, Fruchtschorlen mit zwei Teilen Wasser, Malzkaffee
gesalzene Erdnüsse, gesalzene Macadamianüsse	Popcorn natur

URSACHE DER FETTLEBER

Fettleber kann auch als Folge von chronischer Mangelernährung (Hunger und Durst) auftreten, zum Beispiel durch den Eiweißmangel infolge der Unterernährung bei Anorexia nervosa (Magersucht).

Ernährung bei kranker Leber und Galle

Fettleber

Lautet die Diagnose »Fettleber«, ist die Gesundheit Ihrer Leber tatsächlich ernsthaft gefährdet (Seite 27). Die gute Nachricht: Ihre Leber kann sich wieder vollständig erholen. Und zwar am besten mit einer kalorienreduzierten Kost, die Ihren Körper mit 1200 bis 1800 Kalorien versorgt. Die zugeführte Energie sollte sich etwa aus 50 Prozent Kohlenhydraten, 20 Prozent Eiweiß und 30 Prozent Fett zusammensetzen. Auf diese Weise schmelzen nicht nur Fettpolster an Bauch, Hüften oder Po, sondern auch die Fetteinlagerungen in Ihrer Leber. Und: Verzichten Sie, wenn möglich, auf Alkohol. Abgesehen davon, dass Alkohol wie kaum eine andere Substanz die Leber schädigen kann (Seite 17), enthält er viele Kalorien und bremst die Fettverbrennung (Seite 29).

Gallenprobleme

Wer immer wieder Probleme mit der Gallenblase hat, verträgt oft auch leichte Vollwertkost nicht. Gerade nach einer Gallenkolik sollte man besser erst einmal gar nichts »Festes« essen, sondern teefasten. Wenn mit der Nahrungszufuhr wieder begonnen wird, dann nur mit Schonkost wie Haferschleim oder Karottenbrei. Verhalten sich die Gallensteine ruhig, ist die leichte Vollwertkost (Seite 86) jedoch meist ideal. Zudem sollten Sie auf Kaffee verzichten, da er eine angeschlagene Gallenblase so reizen kann, dass sie ihren gesamten Inhalt innerhalb von Minuten in den Darm ausschüttet und dadurch erneut eine Kolik hervorruft. Tabu sind auch üppige, stark fetthaltige Mahlzeiten sowie der Verzehr von großen Mengen an tierischen Fetten und Ballaststoffen. Einer Eindickung der Gallenflüssigkeit können Sie gegensteuern, indem Sie tagsüber viel trinken (lauwarmes, nicht kaltes Wasser oder ungesüßte Kräutertees, aber keine Limonade) und sich eine Tasse warmen Tee vor dem Zubettgehen gönnen. Das regt die Kontraktion der Gallenblase an, sodass sie sich vor der nächtlichen Ruhepause entleert. Damit wird die Verdauung des Abendessens unterstützt und einer Eindickung der Gallenflüssigkeit vorgebeugt.

Auch ohne Gallenblase abwechslungsreich essen

Wurde die Gallenblase operativ entfernt, braucht man keine wesentlichen Einschränkungen zu befürchten. Allerdings steht dem Verdauungssystem nun weniger Gallenflüssigkeit als Verdauungssaft zur Verfügung. Wer damit Probleme hat, für den empfiehlt sich leichte Vollwertkost, wobei das Essen am besten in mehreren kleinen Mahlzeiten – fünf bis sechs anstatt drei Portionen – über den Tag verteilt verzehrt wird.

AUSDAUERSPORT
Regelmäßiger Ausdauersport wirkt sich auch positiv bei Fettstoffwechselstörungen aus, verbessert die Atemleistung und fördert den Knochenaufbau.

Ernährungstipps bei eingeschränkter Leberfunktion

Eine angemessene Ernährung hängt vom Grad der Leberschädigung, von möglichen Komplikationen (etwa Bauchwassersucht, Speiseröhrenkrampfadern – Seite 36), aber auch vom allgemeinen Gesundheitszustand des Betroffenen ab und muss daher individuell vom Arzt festgelegt werden. Dennoch gibt es einige Richtlinien: Bei schweren Lebererkrankungen, wie Leberzirrhose, kann meist – im Gegensatz zur Ernährung bei Fettleber – mit einer relativ fett- und nährstoffreichen Diät (nicht weniger als 2500 Kalorien pro Tag) eine Verbesserung der Leberwerte und des Allgemeinbefindens erreicht werden. So lässt sich eine Mangelernährung abwenden, die oft als Folge einer eingeschränkten Leberleistung auftritt, wenn die Leber nicht mehr ausreichend Nährstoffe synthetisieren und dem Körper zur Verfügung stellen kann.

Generell wird bei eingeschränkter Leberfunktion empfohlen

- Achten Sie auf eine ausreichende Energie- und Nährstoffzufuhr. Wichtig ist auch, vor dem Schlafengehen noch eine kohlenhydratreiche Mahlzeit zu verzehren.
- Nehmen Sie täglich ausreichend Eiweiß zu sich, andernfalls droht ein Verlust an Muskelmasse. Sinnvoll sind ca. 1,2 Gramm Eiweiß pro Kilogramm Körpergewicht, und zwar möglichst pflanzliche Eiweiße (enthalten zum Beispiel in Sojaprodukten oder Hülsenfrüchten, sofern diese vertragen werden).
- Sparen Sie nicht an Fetten, indem Sie zum Beispiel Gerichte mit Sahne, Butter oder Pflanzenöl anreichern und Milchprodukte mit einem hohen Fettgehalt verzehren.

STRENGES FASTEN
Tee- oder Saftkuren zählen zu den strengsten Fastenkuren: Es sind nur Tees (wie Fenchel-, Kamillen- oder Pfefferminztee) oder frisch gepresste Obst- und Gemüsesäfte erlaubt.

- Bevorzugen Sie Nahrungsmittel mit mittelkettigen Fettsäuren (MCT-Fette), also zum Beispiel Butter, Kokosfett und Palmkernfett. Sie werden im Darm besonders rasch gespalten, außerdem sind zu ihrer Aufnahme in den Organismus keine Gallensäuren nötig. Über das Blut der Pfortader gelangen sie direkt zur Leber, wo sie sofort als Energieträger verwertet werden können.

Heilfasten – erholsame Pause für die Leber

Heilfasten ist eine der effektivsten Methoden, den Organismus einer umfassenden Entschlackungs- und Entgiftungskur zu unterziehen und damit auch die Leber effektiv zu revitalisieren. Durch den bewussten Verzicht auf das Essen für eine begrenzte Zeit wird der Körper dazu angeregt, verstärkt Stoffwechselabbauprodukte und Giftstoffe auszuscheiden. Gleichzeitig wird dem Verdauungssystem eine Art »Urlaub« verschafft, da seine Arbeit auf ein Minimum reduziert wird. Dabei stellt der Organismus systematisch auf eine innere Ernährung um, indem er zum Beispiel auf die Fettdepots als Energiequellen zurückgreift und eine »ökonomisch« effektive Umschaltung sämtlicher Stoffwechselprozesse in Gang setzt.

Fasten-Treibstoff aus der Leber

Innere Ernährung heißt auch, dass das in der Leber gespeicherte Fett ebenfalls abgebaut wird und damit gewissermaßen als »Fasten-Treibstoff« dient. Auf diese Weise entsteht kein Hungergefühl – und die körperlich-geistige Leistungsfähigkeit bleibt trotzdem erhalten. Neben den zahlreichen gesunderhaltenden beziehungsweise revitalisierenden Aspekten hat das Heilfasten in Bezug auf die Leber auch einen therapeutischen Effekt, insbesondere, wenn bereits erste Anzeichen einer Fettleber bestehen.

WICHTIG
Leiden Sie an einer akuten Leberentzündung oder chronischen Lebererkrankung, dann müssen Sie auf Heilfasten verzichten, weil dadurch die Leber zusätzlich belastet wird!

Fasten nach Buchinger

Man kann Heilfasten zu Hause in Eigenregie oder im Rahmen eines Kuraufenthalts unter ärztlicher Aufsicht durchführen. Zu den bekanntesten Fastenkuren gehört das Fasten nach Buchinger. Das vom deutschen Arzt Dr. Otto Buchinger in den 1930er-Jahren entwickelte Heilfasten wird auch als Trinkkur bezeichnet, bei der (wenige) Kalorien ausschließlich in flüssiger Form zugeführt werden: Tees mit Honig, frisch gepresste Obst- und Gemüsesäfte, Gemüsebrühe sowie reichlich Mineralwasser, eventuell auch Buttermilch. Unterstützt wird das Heilfasten durch Wickeltherapien und leichte Bewegungsprogramme am besten an der frischen Luft sowie durch ausgiebige Ruhezeiten.

F.-X.-Mayr-Kur

Die vom österreichischen Arzt Franz Xaver Mayr im letzten Jahrhundert entwickelte F.-X.-Mayr-Kur zielt darauf ab, den Darm – und damit den ganzen Organismus – durch eine milde Ableitungsdiät und eine tägliche Darmreinigung umfassend zu entgiften und zu reinigen. Hierbei kommen Bittersalzlösungen, wie zum Beispiel das F.-X.-Passagesalz, das besser als das herkömmliche Bittersalz schmeckt, und Basenpulver zum Einsatz (wie Sie Bittersalze einnehmen, erfahren Sie auf Seite 114). Unterstützt wird die Darmsanierungskur durch Leberwickel (Seite 58), physiotherapeutische Maßnahmen wie spezielle Bauchmassagen und medizinische Bäder sowie durch ausgiebige Ruhezeiten.

Die erste Stufe besteht aus einem Tee-Wasser-Fasten, danach folgt die eigentliche Milch-Semmel-Diät, bei der man drei bis vier Tage lang zweimal täglich je ein altbackenes Brötchen mit etwa 100 Milliliter Milch isst. Wichtig ist, dass die Brötchen gründlich gekaut werden. Zwischen den Mahlzeiten werden pro Tag bis zu vier Liter Kräutertee und stilles Mineralwasser getrunken.

Nach Abschluss der Brötchentage geht man schrittweise zu einer leicht verdaulichen, vollwertigen Ernährung über. Mayr-Kuren werden an speziellen Kurkliniken unter ärztlicher Leitung unter anderem zur Behandlung von Übergewicht und Fettleber, aber auch von Verdauungsstörungen durchgeführt.

GU-ERFOLGSTIPP

REGELMÄSSIGE DARMREINIGUNG

Egal, für welche Fastenkur Sie sich entscheiden: Wichtig ist, dass Sie während des Fastens regelmäßig Darmreinigungen durchführen, denn die Giftstoffe und Stoffwechselrückstände, die die Leber mit der Galle in den Darm abgibt, müssen aus dem Körper transportiert werden. Und weil der Darm während des Fastens keinen Bewegungsanreiz bekommt, sollten Sie mit Einläufen nachhelfen. Damit die Abbauprodukte schneller ausgeschieden werden können, ist es zudem wichtig, sich viel zu bewegen – am besten an der frischen Luft!

> **TIPP**
> Um einer Verletzung der Darmwände vorzubeugen, sollten Sie den ersten Einlauf nicht ohne fachkundige Anleitung durchführen.

Darmreinigung hilft auch der Leber

Wer bei der Ernährung bisher wenig auf die Gesundheit seiner Leber geachtet hat, der hat auch seinem Darm nichts Gutes getan. Bei vielen Menschen haben sich hier im Lauf der Zeit Schlacken abgelagert, die im schlimmsten Fall die Nahrungsaufnahme oder die Verdauungstätigkeit beeinträchtigen können. Daher empfehlen Heilpraktiker oft im Rahmen von Kuren Darmreinigungen.

- In der Praxis des Therapeuten kann dies die Colon-Hydro-Therapie leisten, eine umfangreiche, allerdings maschinell gesteuerte Darmreinigung, bei der der Dickdarm mithilfe einer speziellen Apparatur mit großen Mengen Wasser durchspült wird.
- Die klassische Darmreinigung zu Hause wird mittels Einlauf, Glauber- oder Bittersalz durchgeführt.

Allen Maßnahmen gemeinsam ist ihre abführende Wirkung. Nicht geeignet sind diese Verfahren als Therapie bei Darmträgheit und regelmäßiger Verstopfung, denn sie lösen nicht die dahinter stehende Ursache. Eine im Rahmen einer Fasten- oder Leberschutz-Kur regelmäßig durchgeführte Darmreinigung kann jedoch sehr entlastend sein: Mit ihr lassen sich sämtliche »Altlasten« ebenso wie die im Rahmen einer Kur aus dem Bindegewebe gelösten Giftstoffe entfernen und dann über den Darm ausscheiden.

> **TIPP**
> Sollten Sie im Rahmen einer Kur Ihre Leber entlasten und gleichzeitig den Darm reinigen wollen, sollten Sie ein- bis zweimal pro Woche Glaubersalz (oder das teurere, aber wohlschmeckendere F.-X.-Passagesalz) einnehmen. Zur Einnahme siehe Seite 114.

Glauber- oder Bittersalz?

Als Reinigungsmöglichkeit zum Einnehmen stehen Ihnen Glauber- oder Bittersalz zur Verfügung. Beide können in Form von pulvrigen Kristallen in der Apotheke bezogen werden (sie kosten zwischen 5 und 7 Euro). Allerdings schmecken beide nicht besonders angenehm. Der Unterschied liegt in der Chemie.

- Beim Glaubersalz handelt es sich um Natriumsulfat, das auch in der Homöopathie und bei den Schüßler-Salzen als Natrium sulfuricum bekannt ist. Glaubersalz wird traditionell bei Leber- und Gallenstörungen eingesetzt.
- Bittersalz ist Magnesiumsulfat, das eher bei Darmproblemen zum Einsatz kommt. Gleichzeitig ist es ein bewährtes Mittel bei Magnesiummangel, auch wenn es aufgrund des Geschmacks gewöhnungsbedürftig ist.

Achtung: Leberreinigung mit Olivenöl

Zur Reinigung der Leber wird bisweilen eine abführende Kur mit Glaubersalz, Grapefruitsaft und Olivenöl propagiert. Hierfür wird an einigen Vorbereitungstagen vorwiegend Apfelsaft getrunken, danach wird an zwei aufeinanderfolgenden Tagen in großen Mengen Glaubersalz in Kombination mit Grapefruitsaft und Olivenöl eingenommen. An der Oberfläche des Stuhls (starker Durchfall!) sollen dann zahlreiche grüne Partikel schwimmen, die als Gallengrieß (kleinste Gallensteinchen) gedeutet werden.

Unser Rat

- Gehen Sie kritisch mit dieser Form der »Leberreinigung« um! Es darf doch sehr bezweifelt werden, dass es sich bei den Partikeln im Stuhl tatsächlich um Gallensteine handelt, zumal sie ja durch die Gallengänge gelangen und dort in dieser Größenordnung eigentlich kolikartige Schmerzen hervorrufen müssten.
- Vor allem aber kann es bei dieser Kur zu heftigem Erbrechen und massiven Durchfällen kommen, sodass sie nicht zu Unrecht auch als »Rosskur« bezeichnet wird.
- Kranken, Schwangeren und geschwächten Menschen ist auf jeden Fall davon abzuraten, aber auch Gesunde sollten sich vorher unbedingt mit ihrem Arzt oder Heilpraktiker absprechen.

Fest steht:

Maßnahmen wie die Einnahme von Schüßler-Salzen, spezielle Leber- und Gallentees und eine Umstellung auf lebergesunde Ernährung sind wesentlich besser verträglich und stärken erwiesenermaßen die Gesundheit des Leber-Galle-Systems – schonend, zuverlässig und nachhaltig. Und die im Rahmen der Leberschutz-Kur oder des Heilfastens empfohlenen Darmreinigungen mittels Glauber- und Bittersalz (Seite 114) sind bewährte Verfahren, mit denen effektiv festgesetzte Schlacken gelöst und aus dem Körper entfernt werden.

HINWEIS

Glaubersalz, Grapefruitsaft, Olivenöl: Jede »Zutat« für sich allein hat positive Wirkungen auf unsere Gesundheit – aber nur, wenn sie in Maßen zum Einsatz kommt.

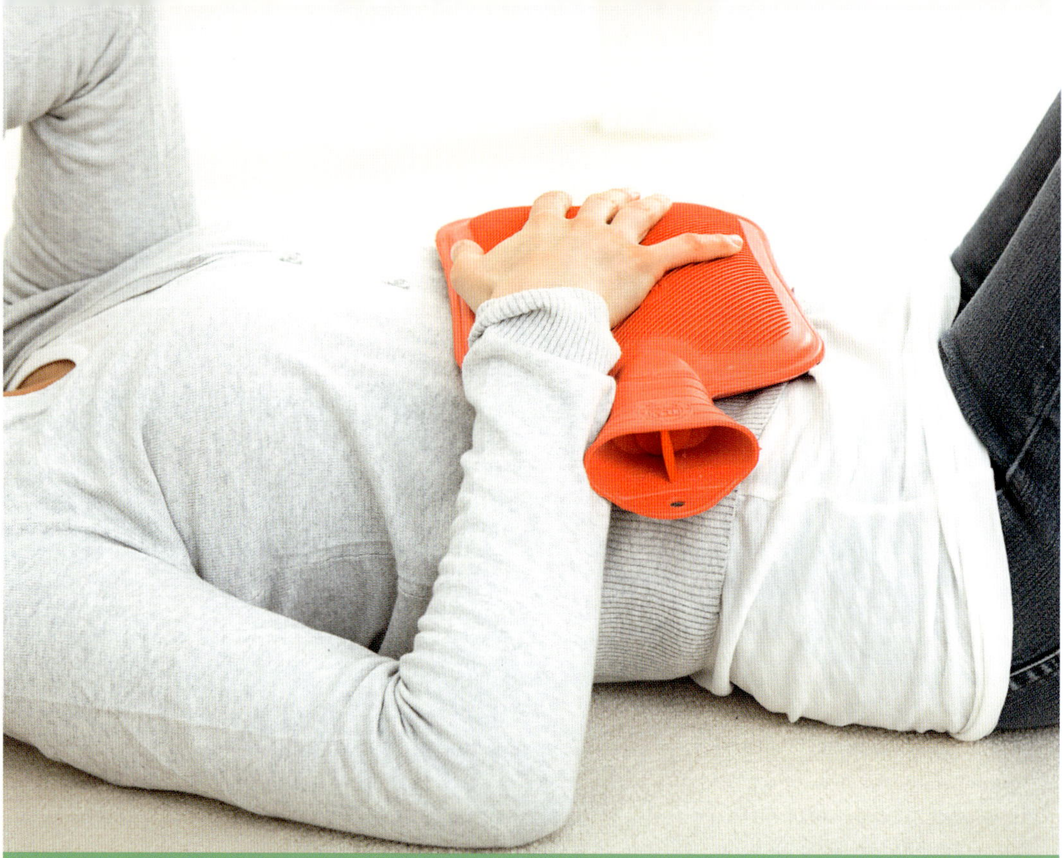

Die Leberschutz-Kur

Wir hoffen, dass Sie nach der Lektüre der vorangegangenen Seiten gewillt sind, Ihrer Leber künftig mehr Aufmerksamkeit zu schenken und das fleißige Organ von nun an tatkräftig zu unterstützen – etwa indem Sie entschlossen gegen die ärgsten Feinde der Leber vorgehen (Alkohol meiden! Übergewicht abbauen!), sie durch eine ausgewogene Kost entlasten und ihr immer mal wieder gezielt leberwirksame Heilmittel gönnen, die sie stärken und die ihr bei der Regeneration helfen.

Einstieg in ein lebergesundes Leben

Die Leberschutz-Kur ist ein guter Start dafür. Sie können sie bequem zu Hause durchführen und gut mit den täglichen Alltagspflichten vereinbaren. Entwickelt wurde die Kur von der Heilpraktikerin Ulrike Arlt aus München. Die Kur basiert auf ihren Erfahrungen, die sie täglich in ihrer Praxis gewinnt. Konzipiert für vier Wochen, wird die Leberschutz-Kur einmal im Jahr, am besten im Frühjahr oder Herbst, durchgeführt.

Im Einzelnen hilft die Kur,

- eine überlastete Leber zu revitalisieren – und damit im Idealfall auch dazu beizutragen, dass sich leicht erhöhte Leberwerte wieder normalisieren.
- Ihren Stoffwechsel wieder auf Trab zu bringen.
- Abgeschlagenheit, Müdigkeit und Erschöpfung zu beseitigen.
- Verdauungsstörungen zum Verschwinden zu bringen.
- eine Besserung von Autoimmunerkrankungen (Seite 118), etwa an Gelenken oder an der Haut, zu erzielen.
- den gesamten Organismus zu entgiften und entschlacken.
- Übergewicht abzubauen.
- Ihr Wohlbefinden zu steigern.

Doch bevor Sie mit der Leberschutz-Kur starten, sollten folgende Punkte erledigt sein.

Keine Kur ohne vorherigen Arztbesuch!

Auch wenn Sie für die Durchführung der Leberschutz-Kur keine medizinische Begleitung benötigen, sollten Sie vor Beginn auf jeden Fall erst einmal Rücksprache mit Ihrem Arzt oder Heilpraktiker halten. Das müssten Sie auch machen, wenn Sie einen Kuraufenthalt in einer Klinik planen. Denn jeder Kur gehen eine ausführliche Anamnese und eingehende medizinische Untersuchungen voraus. Besonders wenn bei Ihnen bereits Gallen- oder Leberprobleme bestehen oder wenn Sie an einer anderen Erkrankung leiden beziehungsweise regelmäßig Medikamente einnehmen müssen, ist es wichtig, sich auf »Herz, Nieren und Leber«, etwa im Rahmen eines Check-up, untersuchen zu lassen. Ebenso sollten Gesunde ihre aktuellen Leberwerte kennen und das Leber-

WICHTIG

Sollten Kurkrisen wie Schwindel, Übelkeit und/oder Schmerzen beziehungsweise neue, akute Erkrankungen auftreten, konsultieren Sie bitte unverzüglich Ihren behandelnden Arzt oder Heilpraktiker.

Galle-System per Ultraschall begutachten lassen, um unerkannte Risikofaktoren wie stark erhöhte Leberwerte oder eine unbekannte Leberentzündung auszuschließen. Schwangere und Stillende sollten auf eine Leberschutz-Kur verzichten und sich gegebenenfalls individuell von ihrem Arzt beraten lassen, welche natürlichen Lebermittel für sie geeignet sind.

Während der Kur: einen Gang zurückschalten

Hat Ihnen Ihr Arzt grünes Licht gegeben, sollten Sie die Kur dazu nutzen, um mehr Zeit für Entspannung in Ihr Leben einzubauen – denn auch Stress ist Gift für Ihre Leber. Legen Sie die Kur daher zeitlich am besten so, dass Sie genügend Phasen der Ruhe einhalten können, und behalten Sie das nach Möglichkeit auch nach der Kur bei. Denn eine Kur sollte immer auch ein Anstoß sein, für die Zukunft dauerhaft etwas zu verändern. Planen Sie in den erforderlichen vier Wochen daher keine Geschäftsreisen oder besondere berufliche (beziehungsweise private) Herausforderungen. Idealerweise stehen auch keine großen gesellschaftlichen Anlässe an, da-

Nutzen Sie die Leberschutz-Kur, um mehr Entspannung in Ihr Leben zu bringen.

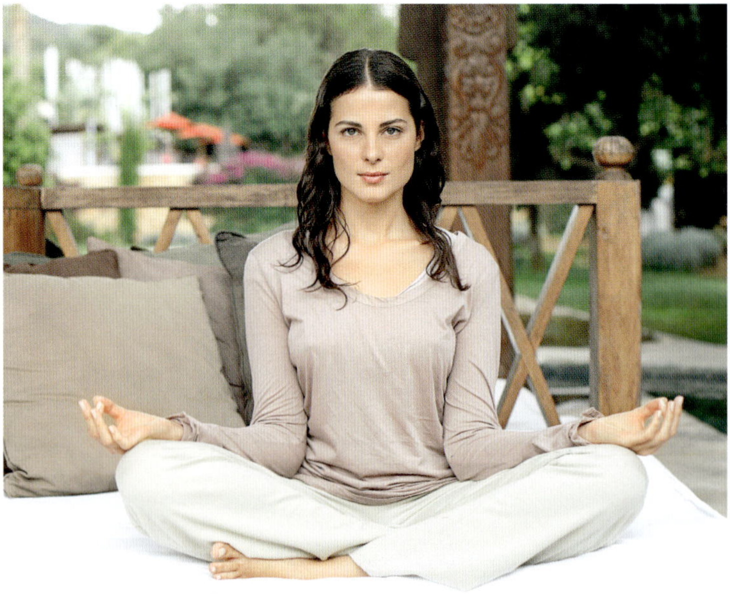

mit selbst der Speiseplan bestimmten Grundsätzen folgen kann. Am besten wäre es sogar, in der ersten Woche der Kur Urlaub zu nehmen. Falls dies nicht möglich ist, können Sie die Kur aber auch ohne größeren Aufwand mit Ihren gewohnten Arbeitszeiten in Einklang bringen.

GU-ERFOLGSTIPP

ABGEKOCHTES WASSER REINIGT

Wenn Sie die Kur noch etwas intensivieren möchten, können Sie ein ayurvedisches Rezept einbeziehen: Trinken Sie täglich eine Tasse bis einen Liter abgekochtes, heißes Wasser. Das Wasser sollte 10 bis 15 Minuten gekocht haben und dann mindestens noch lauwarm sein, wenn Sie es trinken. Die Tagesmenge können Sie morgens kochen und in eine Thermoskanne füllen – so können Sie das Wasser auch mit ins Büro nehmen.

Die Vorbereitung der Kur

Das sollten Sie zu Hause haben

Wenn Sie gut vorbereitet in die Kur starten möchten, besorgen Sie sich in der Apotheke

- die Zutaten für einen Leber-Galle-Tee (Rezept, Seite 54),
- die Schüßler-Salze Nr. 6, 10 und 12,
- eventuell eine Wärmflasche sowie Löwenzahn oder Schafgarbe für den feucht-heißen Leberwickel (Seite 58), alternativ einen Heublumensack aus der Apotheke (Seite 59),
- Bittersalz oder F.-X.-Passagesalz (Seite 106) für die Darmreinigungen, die Sie während der Leberschutz-Kur ein- bis zweimal pro Woche vornehmen sollten,
- Flohsamenschalen (unten).

Das sollten Sie bedenken

Die Ernährung sollte aus täglich frisch eingekauften, selbst zubereiteten Speisen der Saison gemäß den Richtlinien der (leichten) Vollwertkost (Seite 86) bestehen.
Alkohol und sonstige Genussmittel wie Nikotin oder Süßigkeiten sollten Sie verbannen, auch auf Kaffee und schwarzen Tee sollten Sie während der Kur möglichst verzichten, um die Entgiftung und Entsäuerung des Körpers nicht zu erschweren.

Flohsamenschalen entlasten den Darm

Die tägliche Einnahme von Flohsamenschalen (*Plantago ovata*) ist eine ideale Ergänzung zur Leberschutz-Kur. Flohsamenschalen

QUELLSTOFFE
Anstelle der Flohsamenschalen eignen sich auch andere Quellstoffe, zum Beispiel Weizenkleie, Leinsamen oder indischer Flohsamen.

entlasten den Darm, binden Giftstoffe und regulieren die Verdauung. Nehmen Sie einmal täglich, am besten morgens vor dem Frühstück, einen gehäuften Teelöffel in 250 Milliliter Wasser ein. Sparen Sie auf keinen Fall mit der Flüssigkeit, da die Schalen sonst im Darm klumpen und dann sogar Verstopfung hervorrufen können. Sie können die Mischung auch kurz vor dem Mittagessen einnehmen, falls Sie den Tag lieber mit einem Glas abgekochtem Wasser gemäß der ayurvedischen Methode zur Reinigung beginnen möchten (Erfolgstipp, Seite 111).

Regelmäßiger Wochenablauf während der Kur

Während der vierwöchigen Kur sollten Sie bestimmte Kurmaßnahmen täglich, andere zwei- bis dreimal pro Woche durchführen; ansonsten bleibt der Plan für alle vier Wochen gleich. So ist der Wochenablauf leicht zu strukturieren, und die einzelnen Maßnahmen lassen sich mühelos integrieren (Tabelle, Seite 116/117).

Das wenden Sie täglich an: Tee und Schüßler-Salze

- Trinken Sie während der vierwöchigen Leberschutz-Kur zweimal täglich ca. 20 Minuten vor dem Mittag- und Abendessen eine Tasse Leber-Galle-Tee (Rezept, Seite 54). Bereiten Sie den Tee stets frisch zu.
- Nehmen Sie täglich die Schüßler-Salze Nr. 6, Nr. 10 und Nr. 12 als »heiße Sieben« ein: Salz Nr. 10 morgens, Nr. 6 nachmittags und Nr. 12 abends, jeweils zwischen den Mahlzeiten. Lösen Sie dazu fünf bis sieben Tabletten des jeweiligen Salzes in einer Tasse heißen Wassers auf und trinken Sie diese schluckweise leer. Sollten Sie auf die Menge an Milchzucker mit Magen-Darm-Problemen reagieren, lassen Sie pro Salz in der gleichen Reihenfolge nur zwei Tabletten täglich im Mund zergehen.
- Ernähren Sie sich nach den Richtlinien der (leichten) Vollwertkost (ab Seite 86). Nehmen Sie drei Mahlzeiten pro Tag ein, wobei das Abendessen weder Fleisch noch Rohkost beinhalten sollte. Ideal sind Gemüsegerichte wie Suppen, Reispfanne (am besten Vollkornreis) mit Gemüse oder gekochte Kartoffeln mit Quark und anderen guten Eiweißlieferanten (Seite 98). Neh-

men Sie Ihre Hauptmahlzeit grundsätzlich mittags ein – bis dahin arbeitet Ihr Leber-Galle-System am besten. Auch das Frühstück darf gehaltvoll ausfallen; hier haben sich zum Beispiel warme Getreidebreie bewährt.

- Trinken Sie genug, und trinken Sie das Richtige: Zwei bis drei Liter pro Tag, und zwar vorwiegend Kräutertees und stilles Mineralwasser, sind empfehlenswert.

Wickel und Bewegung zwei- bis dreimal pro Woche

- Machen Sie dreimal pro Woche einen feucht-warmen Leberwickel, oder legen Sie einen Heublumensack auf (Anleitung, Seite 58, 59). Idealerweise erfolgt die Anwendung nach dem Mittagessen, für Berufstätige ist auch die Zeit nach dem Abendessen, aber nicht direkt vor dem Zubettgehen möglich. Schalten Sie während dieser 20 Minuten einfach mal ab und tun Sie gar nichts – auch nicht telefonieren, fernsehen oder lesen.
- Bewegen Sie sich: Zwei-, besser dreimal pro Woche je eine halbe Stunde körperliches Training, zum Beispiel mithilfe einer sanften Ausdauersportart, sollten auf dem Programm stehen. Achten Sie jedoch darauf, dass Sie sich nicht verausgaben, und gehen Sie es langsam an – insbesondere, wenn Sie lange keinen Sport mehr getrieben haben. Gehen Sie zum Beispiel zügig spazieren oder walken Sie, fahren Sie mit dem Rad,

ACHTUNG

Bevor Sie mit dem Sport beginnen, sollten Sie keine üppige Mahlzeit einnehmen.

AM BESTEN IST AUSDAUERSPORT

Besonders vorteilhaft für die Leber ist Ausdauertraining. Ausdauer bedeutet Widerstandsfähigkeit gegen Ermüdung. Bei einer auf Ausdauer angelegten Sportart wird also die Fähigkeit trainiert, die körperliche Leistung über einen möglichst langen Zeitraum hinweg aufrechtzuerhalten. Dies gelingt am besten mit dynamischen Bewegungsformen, bei denen ein ständiger Wechsel zwischen Anspannung und Entspannung der arbeitenden Muskulatur besteht, also zum Beispiel zügiges Gehen, Schwimmen, Jogging, Walken, Radfahren, Skilanglauf oder Rudern.

WICHTIG
Wenn Sie Medikamente einnehmen: Besprechen Sie sich vor der Anwendung von Bittersalzen unbedingt mit Ihrem Arzt.

machen Sie Gymnastik oder gehen Sie zum Schwimmen. Auch Yoga eignet sich hervorragend und verbindet auf angenehme Weise Sport und Entspannung.

- Machen Sie sich mit bewährten Methoden zur Entspannung vertraut: Per Hör-CD können Sie zum Beispiel Autogenes Training oder Progressive Muskelentspannung nach Jacobson erlernen. Auch ein Tai-Chi- oder Qigong-Schnupperkurs könnten interessant sein.

Das nehmen Sie sich ein- bis zweimal pro Woche vor:
Abführen mit Bittersalz

Abführende Maßnahmen helfen, den Darm zu reinigen und Schlacken zu entfernen. Während einer Fastenkur wird die Darmreinigung täglich durchgeführt, während der Leberkur ist sie zweimal pro Woche ratsam, Berufstätige sollten sich wenigstens einmal in der Woche am Wochenende dafür Zeit nehmen.

Trinken Sie morgens auf nüchternen Magen 200 Milliliter warmes Wasser mit einem Teelöffel Bittersalz. Ein paar Spritzer Zitrone nehmen dem bitteren Geschmack ein wenig den Schrecken, auch das Aufgießen mit kochendem Wasser hilft. Müssen Sie Medikamente einnehmen, tun Sie das frühestens 30 Minuten nach dem Bittersalz-Drink. Auch mit dem Frühstück sollten Sie mindestens 45 Minuten warten. Morgens und vormittags sind nun bis zu fünf durchfallähnliche Stuhlgänge möglich. Wenn Sie das Bittersalz nicht vertragen, können Sie stattdessen das F.-X.-Passagesalz einnehmen. Sollte der Stuhlgang wider Erwarten auf sich warten lassen, hilft unterstützend eine halbe Stunde leichte Bewegung.

Einen Überblick über die Kur finden Sie auf Seite 116/117.

TIPP
Glaubersalz schmeckt angenehmer, wenn Sie der Lösung frisch gepressten Grapefruitsaft oder Zitronensaft beifügen. Auch aus dem Kühlschrank getrunken ist der bittere Geschmack nicht so stark.

Nutzen der Leberschutz-Kur

Wenn Sie die Kur durchführen, werden Sie es sicher bald spüren: Schon nach den ersten Tagen sind Müdigkeit und Erschöpfung verflogen, man fühlt sich wieder fit und vital. Auch der Schlaf ist ruhiger und tiefer, morgens wacht man erholter auf. Vielleicht wird Ihr Stuhlgang regelmäßiger und Verdauungsstörungen vergehen. Heißhungerattacken verschwinden, das Verlangen nach

Süßem oder Genussmitteln lässt nach. Bei vielen bessern sich zudem chronische Beschwerden. Sollte Ihre Haut in den ersten Tagen kurzzeitig Unreinheiten aufweisen, wird sich das im Lauf der Kur legen. Werten Sie es als Zeichen, dass der ganze Körper entgiftet. Und wenn Sie positive Eindrücke gewonnen haben durch die Kur, nutzen Sie sie, um die neue Art der Ernährung und Lebensweise zumindest teilweise auch nach der Kur beizubehalten.

Das sollten Sie nach der Leberschutz-Kur beibehalten

Möchten Sie auch nach der Kur die Tätigkeit von Leber und Galle mit Lebensmitteln weiter unterstützen, sollten Sie Folgendes für die Zukunft beibehalten:

- Essen Sie regelmäßig bittere Verdauungshilfen wie Chicorée, Endiviensalat, Radicchio, Rucola, Grapefruit oder Artischocke. Besonders leberfreundlich sind auch Rote Beten und Karotten. Beide Gemüsesorten können jeweils frisch, als Rohkost, Salat oder auch als Saft (immer mit Wasser verdünnt) regelmäßig verzehrt werden.
- Zur Leberstärkung und besseren Fettverdauung: Würzen Sie Ihre Speisen mit Ingwer, Pfeffer, Paprika, Kümmel oder Kardamom beziehungsweise mit frischen Kräutern wie Thymian, Majoran, Liebstöckel, Rosmarin, Estragon, Lorbeer, Sauerampfer oder Salbei.
- Trinken Sie regelmäßig ein bitterstoffhaltiges Getränk, gemischt zum Beispiel aus dem frisch gepressten Saft von je zwei Orangen und Grapefruits und einer halben Zitrone sowie einer Messerspitze geriebener Pomeranzenschale (aus dem Bioladen), aufgegossen mit 200 Milliliter Wasser und eventuell 100 Milliliter naturtrübem Apfelsaft. Auch bitterstoffhaltige Tees (ab Seite 54) bieten sich an.
- Nehmen Sie immer wieder kurmäßig für zwei Wochen verdünnte Heilpflanzen-Säfte aus Löwenzahn oder Artischocke (Apotheke oder Reformhaus) ein. Mischen Sie dazu 15 Milliliter Saft mit 150 Milliliter Wasser und trinken es morgens, zum Beispiel vor dem Frühstück. Auch eine Kur mit Mariendistel (in Kapselform) hat sich bewährt (Seite 48).

GU-ERFOLGSTIPP

START IN DEN TAG

Wenn Sie morgens nicht gut in Schwung kommen, bietet sich Trockenbürsten sofort nach dem Aufstehen an: Bürsten Sie Ihren ganzen Körper fünf Minuten lang mit leichtem Druck mit einem Sisalhandschuh oder einer Bürste aus Naturfasern.

Leberschutz-Kur – der Tagesablauf im Überblick

Auf dieser Seite finden Sie einen Überblick des Tagesablaufs der Leberschutz-Kur. Sie sollten diesen Ablauf für mindestens vier Wochen beibehalten – und wenn er Ihnen zusagt, am besten ein Leben lang.

Am Morgen	
Gehaltvolles Frühstück, zum Beispiel	› frisches Müsli ohne Zucker mit Trockenobst › Vollkornbrot oder Knäckebrot und gekochtes Ei › warmer Getreidebrei (Hafer, Dinkel, Grieß) mit Milch oder Joghurt, gedünsteten Früchten oder Trockenobst und Zimt
Als Getränk	› Kräutertee ohne künstliche Aromen › abgekochtes Wasser › Malzkaffee

Zusätzlich		
Was tun?	**Wann?**	**Wie oft?**
Bittersalz oder F.-X.-Passagesalz	vor dem Frühstück	ein- bis zweimal pro Woche
Schüßler-Salz Nr. 10 als heiße Sieben (Seite 112)	vor dem Frühstück	täglich
Flohsamenschalen	vor dem Frühstück	täglich

Am Mittag	
Vollwertig und frisch zubereitetes Mittagessen:	
Zwei- bis dreimal pro Woche Eiweiß, zum Beispiel	› Bio-Fleisch oder -Fisch gedünstet › Soja oder Hülsenfrüchte, falls Sie Vegetarier sind › als Beilage Wildreis, Salat oder Rohkost, gekochte Kartoffeln oder gedünstetes Gemüse › Gemüseeintöpfe beziehungsweise -suppen mit Fleischeinlage oder auch Fischsuppen
An den anderen Tagen kohlenhydratreiche Speisen, wie	› Vollkornnudeln mit Tomaten- oder Gemüsesauce › Nudelaufläufe mit Gemüse und Käse › Dinkelpfannkuchen mit gedünstetem Obst

Zusätzlich		
Was tun?	Wann?	Wie oft?
Lebertee (Rezept, Seite 54)	20 Minuten vor dem Essen	täglich
feuchtwarmer Leberwickel (Seite 58)	nach dem Essen (alternativ abends)	zwei- bis dreimal pro Woche
Schüßler-Salz Nr. 6 als heiße Sieben (Seite 112)	nach dem Leberwickel bzw. Essen	täglich

Am Nachmittag	
Bei Bedarf Brotzeit oder Snack, zum Beispiel	> frische Früchte der Saison > eine Handvoll Nüsse > Rohkost > gegebenenfalls auch Vollkorngebäck
Achtung	Keine Rohkost nach 17 Uhr essen!

Zusätzlich		
Was tun?	Wie lang?	Wie oft?
Bewegung	mindestens 30 Minuten lang	zwei- bis dreimal pro Woche

Am Abend	
Leichtes Abendessen	> Gemüse als Suppe > Gemüse gedünstet
Achtung	Verzichten Sie am Abend auf Fleisch beziehungsweise Fisch und Rohkost!

Zusätzlich		
Was tun?	Wann?	Wie oft?
Lebertee (Rezept, Seite 54)	20 Minuten vor dem Essen	täglich
Entspannungsübung	nach dem Essen	zwei- bis dreimal pro Woche
Schüßler-Salz Nr. 12 als heiße Sieben (Seite 112)	nach dem Essen	täglich

Glossar

Aflatoxin

hochgiftige Stoffwechselprodukte von Schimmelpilzen, die schwere Leberschäden verursachen und auch Leberkrebs auslösen können

Akute-Phase-Proteine

in der Leber produzierte Eiweiße, die bei einer Verletzung oder Infektion als Teil der Immunreaktion innerhalb von 6 bis 48 Stunden vermehrt im Blut auftreten

Alanin-Aminotransferase (ALT)

Enzyme, die in der Leber am Eiweißabbau beteiligt sind und zu den Leberwerten gehören, die im Blut zur Abklärung einer Lebererkrankung bestimmt werden

Alkalische Phosphatase (AP)

Enzyme, die an vielen biochemischen Reaktionen in den Körperzellen beteiligt sind; erhöhte Werte können unter anderem auf eine Erkrankung der Leber oder Gallenwege hinweisen

Alpha-1-Fetoprotein (AFP)

Tumormarker (siehe dort) bei nichtschwangeren Frauen und Männern; erhöhte Werte können auf Leberzellkrebs oder auf Keimzelltumoren hinweisen

Ammoniak

giftige Verbindung aus Stickstoff und Wasserstoff, die im Körper beim Abbau von Eiweißbausteinen (Aminosäurestoffwechsel) anfällt

Antikörper

Eiweißverbindungen, die nach Kontakt mit einer körperfremden Substanz (Antigen) von den B-Lymphozyten, speziellen Zellen des Immunsystems, im Rahmen der Immunabwehr gebildet werden

Aspartat-Aminotransferase (AST)

Enzyme, die am Eiweißabbau mitwirken und zu den Leberwerten gehören, die im Blut zur Abklärung einer Lebererkrankung bestimmt werden

Aszites

Bauchwassersucht; Flüssigkeitsansammlung in der Bauchhöhle, die zu einer auffälligen Vorwölbung des Bauchs und zu Gewichtszunahme führen kann; meist tritt Aszites infolge schwerer Lebererkrankungen (vor allem Leberzirrhose) auf

Autoimmunhepatitis

Leberentzündung, die unter anderem durch sogenannte Autoantikörper (Antikörper, die sich gegen den eigenen Körper richten) und das Fehlen von Lebergiften gekennzeichnet ist

Autoimmunkrankheit

Krankheit, bei der sich die Abwehrreaktionen des Immunsystems gegen körpereigene Strukturen richten

Betablocker

Arzneistoffe, die im Körper bestimmte Rezeptoren blockieren und dadurch verhindern, dass das »Stresshormon« Adrenalin und der Neurotransmitter Noradrenalin wirken können; senken die Herzfrequenz in Ruhe und den Blutdruck

Bilirubin

wasserunlösliches Abbauprodukt des roten Blutfarbstoffs (Hämoglobin), das in der Leber an Glukuronsäure gebunden und dadurch wasserlöslich (indirektes Bilirubin) wird; erhöhte Bilirubinmengen im Blut oder Urin weisen auf eine Gallenblasen- oder Lebererkrankung hin

cholekinetisch

die Gallenbewegung, den Gallenabfluss betreffend

choleretisch

den Gallenfluss fördernd

Cholesterin

Vorstufe der Gallensäuren, Baustein für Zellhüllen und Hormone; wird zum Teil über die Nahrung aufgenommen, zum Teil vom Körper selbst gebildet; da Cholesterin wasserunlöslich ist, wird es zum Transport im Blut an HDL- (high density lipoprotein) und LDL-Cholesterin (low density lipoprotein) gebunden

C-reaktives Protein (CRP)

wichtiger Abwehrstoff, der bei bakteriellen entzündlichen Prozessen im Körper und bei Tumoren gebildet wird und Krankheitserreger unschädlich macht

Darmflora

Sammelbegriff für alle im Magen-Darm-Trakt vorkommenden Mikroorganismen, im engeren Sinn die höchst aktiven Bakterien des Dick- und Enddarms, die zum Beispiel im Rahmen der darmspezifischen Immunabwehr Ballaststoffe und andere unverdauliche Nahrungsbestandteile abbauen

Echogenität

Begriff der diagnostischen Medizin, mit dem ausgedrückt wird, wie stark eine Gewebestruktur oder ein Organ die Schallwellen durch eine Ultraschallsonde im Rahmen einer Ultraschalluntersuchung reflektiert; die Stärke der Reflektion wird vom Ultraschallgerät als Grauwert auf einem Monitor dargestellt

Enzephalopathie, hepatische

Endstadium der Leberzirrhose; da die Leber nicht mehr in der Lage ist, das Blut zu entgiften, gelangen die Giftstoffe ins Gehirn und rufen dort eine Funktionsstörung des Gehirns hervor

Enzyme

Eiweißkörper, die biochemische Reaktionen und Stoffwechselvorgänge beschleunigen beziehungsweise ermöglichen, ohne selbst dabei zerstört zu werden (= Katalysatorfunktion)

Erstverschlimmerung

kurzzeitige Verstärkung der Beschwerden nach Beginn einer homöopathischen oder naturheilkundlichen Behandlung; gilt als Zeichen für die richtige Mittelwahl

extrahepatische Gallengänge

außerhalb der Leber gelegene Gallengänge

Gamma-GT (GGT)

Enzym, das Zellhüllen vor oxidativer Zerstörung schützt und zu den Leberwerten gehört, die im Blut zur Abklärung einer Lebererkrankung bestimmt werden

Glutamat-Oxalacetat-Transaminase (GOT)

siehe unter Aspartat-Aminotransferase

Glutamat-Pyruvat-Transaminase (GPT)

siehe unter Alanin-Aminotransferase

Hämoglobin

roter Blutfarbstoff

Hepatitis

Leberentzündung

Hepatozyten

ringförmig angeordnete Leberzellen, die meist mehrere Zellkerne haben und in Strängen (Leberzellbalken) angeordnet sind

Insulinresistenz

Folge eines Überangebots an Zucker im Blut, das typisch für einen Diabetes ist; um den Zuckerüberschuss im Blut zu senken, reagieren die Betazellen der Bauchspeicheldrüse mit einer Steigerung der Insulinproduktion; bei diesem permanenten Überangebot an Insulin stumpfen die Körperzellen, allen voran die Leber- und Muskelzellen, jedoch allmählich gegen das Hormon ab – sie bauen ihre Bindungsstellen (Rezeptoren) für den Zuckertransporteur Insulin ab, eine Insulinresistenz entsteht, das Kennzeichen für einen Diabetes vom Typ 2

Interferon

körpereigene Immunbotenstoffe; gentechnisch hergestelltes Therapeutikum unter anderem zur Behandlung einer chronischen Hepatitis C

intrahepatische Gallengänge

in der Leber gelegene Gallengänge

Inulin

wie Stärke eine Speicherform von Zuckern in unterirdischen Pflanzenteilen, kommt besonders bei Korbblütlern wie Artischocke oder Löwenzahn vor; ist leicht wasserlöslich und dient für Diabetiker als Glukoseersatz

Kapillaren

kleinste Blutgefäße des menschlichen Körpers

Konstitutionstherapie

Begriff der Homöopathie; Einsatz von Mitteln, die besonders tief in das Krankheitsgeschehen eingreifen; meist zur Behandlung chronischer oder langjährig bestehender Erkrankungen

Leberhautzeichen

charakteristische Veränderungen der Haut, die bei schweren chronischen Lebererkrankungen auftreten, zum Beispiel Spider Naevi (siehe dort)

Leberkoma

meist tödlich endende tiefe Bewusstlosigkeit, die durch einen völligen Ausfall der Entgiftungsfunktion der Leber (Endstadium der Leberzirrhose) hervorgerufen wird

Leberschlagader

Arterie, die vom Herzen kommendes, sauerstoffreiches Blut in die Leber transportiert

Leberwerte

mehrere im Labor anhand einer Blutuntersuchung bestimmte Werte, die Schädigungen der Leber anzeigen können

Modalitäten

Faktoren, die ein Symptom oder den Gesamtzustand eines Kranken verbessern oder verschlechtern; sie können helfen, das richtige Mittel zu finden, wenn mehrere ähnliche zur Auswahl stehen

Nosoden

aus Krankheitserregern oder Ausscheidungsprodukten infektiöser Krankheiten hergestellte homöopathische Arzneimittel

Nüchternblutzucker

Glukosespiegel im Blut nach achtstündigem Fasten; wird gemessen, um Diabetes diagnostizieren zu können

Ödem

Wasseransammlung im Gewebe

Ösophagusvarizen

Speiseröhrenkrampfadern; häufige Komplikation einer fortgeschrittenen Leberzirrhose

Osteoporose

Knochenschwund; Skeletterkrankung, die durch eine verminderte Knochenmasse mit einer erhöhten Brüchigkeit der Knochen gekennzeichnet ist

Palmaerythem

Rötung der Handinnenflächen; häufiges Symptom einer Leberzirrhose oder einer chronischen Hepatitis

Pfortader

Vene, die sich in ihrem Verlauf in verschiedene Kapillargebiete aufzweigt und die das Blut der Bauchorgane sammelt, um es der Leber zuzuführen

Pfortaderhochdruck

Hochdruck im Einzugsgebiet der Pfortader (siehe dort); wird hervorgerufen durch eine Blockade des Blutflusses dort

Quick-Wert (Thromboplastinzeit)

Funktionstest, der Verminderungen beziehungsweise Störungen bestimmter Gerinnungsfaktoren im Blut erfasst

Säftelehre

auch Humoralpathologie; Krankheitslehre, die auf Hippokrates zurückgeht und die als Ursache aller Krankheiten eine gestörte Zusammensetzung der Körpersäfte wie Blut, Urin oder Galle sieht

Spider Naevi

vor allem im Gesicht auftretende, bis stecknadelkopfgroße Erhabenheiten, von denen strahlenförmig Gefäßreiser (Gefäßspinnen) abgehen; gehören zu den Leberhautzeichen, diese entstehen im Rahmen einer fortgeschrittenen Leberzirrhose

Steatohepatitis

Fettleberentzündung

Steatosis hepatis

Fettleber

Stoffwechsel

Gesamtheit aller biochemischen Reaktionen im Körper; im engeren Sinn Auf-, Um- und Abbau aller Nährstoffe, nachdem sie im Darm gespalten und über die Darmwand ins Blut aufgenommen wurden

Triglyzeride

auch Neutralfette; werden mit der Nahrung aufgenommen oder im Körper gebildet; ein hoher Spiegel gilt als Risikofaktor für Herz-Kreislauf-Erkrankungen und Hinweis auf eine Fettstoffwechselstörung

Tumormarker

auch Tumorantigene; Stoffe, die von Tumorzellen ins Blut abgegeben werden; ein erhöhter Wert kann, muss aber nicht auf ein Tumorgeschehen im Körper hinweisen

Virostatikum (Virustatikum)

Arzneimittelsubstanz, die die Vermehrung von Viren hemmt, zum Beispiel Ribavirin zur Behandlung einer chronischen Hepatitis C

Zirrhose

fortschreitendes Krankheitsgeschehen, das infolge einer chronischen Entzündung zu einer Vermehrung von Bindegewebe führt; hat eine Verhärtung und narbige Schrumpfung des Organs und damit einen zunehmenden Funktionsverlust zur Folge

Bücher, die weiterhelfen

Deutsche Leberstiftung (Hrsg.): **Das Leber-Buch.** Schlütersche Verlagsgesellschaft mbH, Hannover

Das große Buch der Hildegard von Bingen: **Bewährtes Heilwissen für Gesundheit und Wohlbefinden.** Komet Verlag, Köln

Leitzmann, Prof. Claus: **Die 101 wichtigsten Fragen: Gesunde Ernährung.** C. H. Beck, München

Müller, Irmgard: **Die pflanzlichen Heilmittel bei Hildegard von Bingen: Heilwissen aus der Klostermedizin.** Herder Verlag, Freiburg

Überall, Andrea u. Florian: **Herb- und Bitterstoffe.** AT-Verlag, Aarau

Walker, Herbert: **Schnelle Vollwertküche mit Pfiff.** Pala-Verlag, Darmstadt

Wendelberger, Elfrune: **Heilpflanzen: Erkennen · Sammeln · Anwenden.** BLV Buchverlag, München

BÜCHER AUS DEM GRÄFE UND UNZER VERLAG, MÜNCHEN

Fritzsche, Doris: **Fruktose-Unverträglichkeit**

Fritzsche, Doris: **Histamin-Intoleranz**

Fritzsche, Doris: **Laktose-Intoleranz**

Grasberger, Dr. med. Delia: **Autogenes Training**

Grillparzer, Marion: **Meine GLYX-Zahlen**

Grillparzer, Marion: **Simple Detox – Das 7-Tage Entgiftungsprogramm**

Grünwald, Dr. Jörg/Jänicke, Christof: **Grüne Apotheke**

Hainbuch, Dr. Friedrich: **Progressive Muskelentspannung**

Heepen, Günther H.: **Schüßler-Salze**

Heepen, Günther H.: **Maxi-Quickfinder Schüßler-Salze**

Hemm, Dagmar/Noll, Andreas: **Die Organuhr**

Klever, Katrin/Hartwig, Annette: **Klevers Kompass Kalorien & Fette**

Kraske, Dr. med. Eva-Maria: **Säure-Basen-Balance – Schlüssel zu mehr Wohlbefinden**

Lützner, Dr. med. Hellmut: **Wie neugeboren durch Fasten**

Schaenzler, Dr. Nicole/Bieger, Dr. med. Wilfried: **Laborwerte**

Schaenzler, Dr. Nicole/Koppenwallner, Dr. med. Christoph: **Magen und Darm natürlich behandeln**

Spitz, Prof. Dr. med. Jörg: **Superhormon Vitamin D**

Trökes, Anna: **Detox mit Yoga**

Wagner, Dr. Franz: **Akupressur – Heilung auf den Punkt gebracht**

Wagner, Dr. Franz: **Reflexzonen-Massage**

Wiesenauer, Dr. med. Markus/Kirschner-Brouns, Dr. med. Suzann: **Homöopathie – Das große Handbuch**

Wiesenauer, Dr. med. Markus: **Homöopathie Quickfinder**

Adressen, die weiterhelfen

Deutsche Gesellschaft für Ernährung e. V. (DGE)

Godesberger Allee 18
D-53175 Bonn
www.dge.de

Österreichische Gesellschaft für Ernährung (ÖGE)

c/o AGES Bürotrakt WH
Spargelfeldstraße 191
A-1220 Wien
www.oege.at

Schweizerische Gesellschaft für Ernährung (SGE)

Schwarztorstraße 87
Postfach 8333
CH-3001 Bern
www.sge-ssn.ch
Gesundheitliche Aufklärung und Information über ernährungswissenschaftliche Erkenntnisse in Deutschland, Österreich und der Schweiz

Deutsche Gesellschaft zur Bekämpfung der Krankheiten von Magen, Darm und Leber sowie von Störungen des Stoffwechsels und der Ernährung (Gastro-Liga) e. V.

Friedrich-List-Straße 13
D-35398 Gießen
www.gastro-liga.de
Aktuelle Informationen über die Verdauungsorgane sowie das Leber- und Gallensystem, ihre Erkrankungen, über Vorbeugungsmaßnahmen sowie Diagnose- und Behandlungsmöglichkeiten

Deutsche Krebsgesellschaft e. V. (DKG)

TiergartenTower
Straße des 17. Juni 106–108
D-10623 Berlin
www.krebsgesellschaft.de
Informationen über Krebserkrankungen, ihre Diagnose- und Behandlungsmöglichkeiten

Deutsche Leberhilfe e. V.

Krieler Str. 100
D-50935 Köln
www.leberhilfe.org
Informationen, Aufklärung und Hilfe zur Selbsthilfe bei Lebererkrankungen

Deutsche Leberstiftung

Geschäftsstelle
Carl-Neuberg-Straße 1
D-30625 Hannover
www.deutsche-leberstiftung.de
Förderung und Berichterstattung über aktuelle Ergebnisse der Grundlagenforschung beziehungsweise von klinischen Studien sowie Etablierung eines Netzwerks von Wissenschaftlern, Ärzten und Patienten; Träger des »Kompetenznetz Hepatitis«

Heilpraxis Arlt

Ulrike Arlt
Edelweißstraße 8
D-81541 München
www.heilpraxis-arlt.de
Behandlungsschwerpunkte sind unter anderem Erkrankungen von Leber-, Galle- und Verdauungsorganen mit Homöopathie, Akupunktur und Schüßler-Salzen

Register

Impressum

Projektleitung:
Barbara Fellenberg

Lektorat: Angelika Lang

Bildredaktion:
Die letzte Hoffnung,
Elke Dollinger

Layout: independent Medien-Design, Horst Moser, München

Herstellung: Petra Roth

Satz: Christopher Hammond, München

Reproduktion: Repro Ludwig, Zell am See

Druck und Bindung: Dimograf

ISBN 978-3-8338-2294-0

4. Auflage 2015

GRÄFE UND UNZER

Ein Unternehmen der
GANSKE VERLAGSGRUPPE

Bildnachweis

Corbis: U2/S. 1, 8; Getty images: S. 2, 42/43; GU: Einwanger, Klaus-Maria: Cover; Leis, Michael: S. 82/83; Stiepel, Kai: S. 64; Jump: S. 3 li., 6/7, 78, 110, U4 rechts; Mauritius: S. 18, 26, 108; Plainpicture: S. 3 re., 84; Stockfood: S. 44, U4 links; Westend: S. 81

Illustrationen:
Detlef Seidensticker, München

Syndication:
www.jalag-syndication.de

Wichtiger Hinweis

Die in diesem Buch veröffentlichten diagnostischen und therapeutischen Ratschläge wurden mit großer Sorgfalt von den Autoren erarbeitet. Eine Garantie für ihre fachliche Richtigkeit kann jedoch nicht übernommen werden. Außerdem ersetzen sie nicht eine Beratung und gründliche Untersuchung durch Ihren Arzt. Nur er kann über Diagnose, Therapie und Dosierung von Präparaten entscheiden.

Medizinische Erkenntnisse sind einem ständigen Wandel unterworfen. Empfehlungen, die bei Redaktionsschluss noch uneingeschränkt gültig waren, können durch neue Erkenntnisse revidiert oder verworfen werden, sodass eine diagnostische oder therapeutische Methode nicht mehr angewendet werden darf oder sollte. Eine Haftung der Autoren oder des Verlags für eventuell entstandene Schäden, die aus den im Buch gemachten Hinweisen entstehen, ist deshalb ausgeschlossen.

GRÄFE UND UNZER Verlag
Leserservice
Postfach 86 03 13
81630 München
E-Mail:
leserservice@graefe-und-unzer.de

Telefon: 00800 / 72 37 33 33*
Telefax: 00800 / 50 12 05 44*
Mo–Do: 8.00–18.00 Uhr
Fr: 8.00–16.00 Uhr
(gebührenfrei in D, A, CH)*

Ihr GRÄFE UND UNZER Verlag
Der erste Ratgeberverlag – seit 1722.

KGS

Die GU-Homepage finden Sie unter www.gu.de

www.facebook.com/gu.verlag

Weiterlesen tut gut.

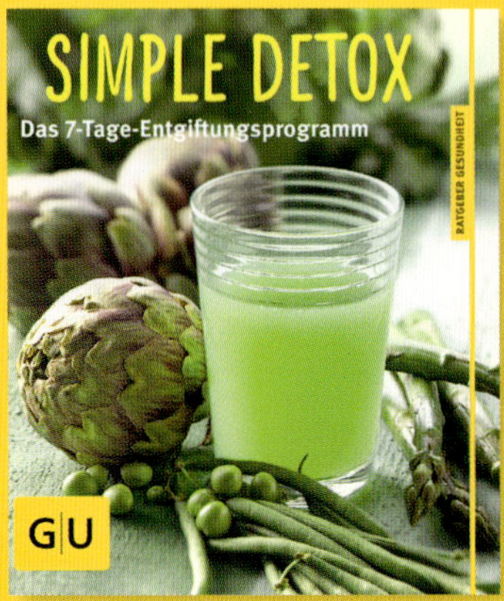

ISBN 978-3-8338-3663-3

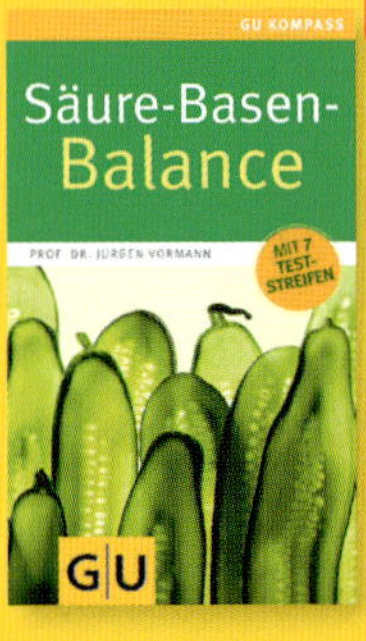

ISBN 978-3-8338-1148-7

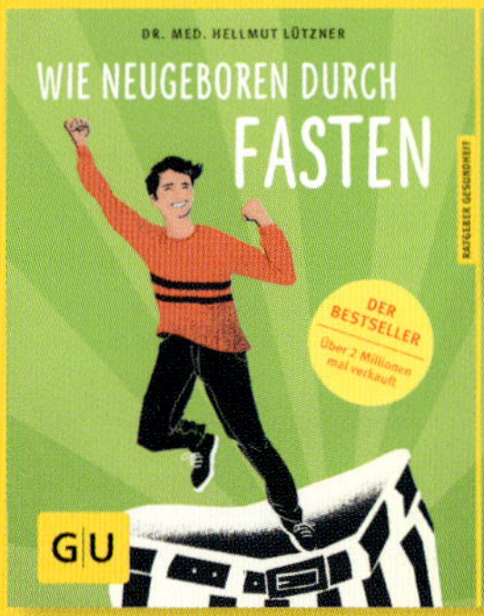

ISBN 978-3-8338-3410-3

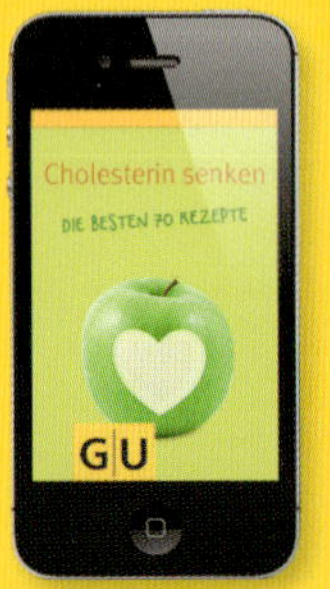

Laden im App Store

ANDROID APP BEI Google play

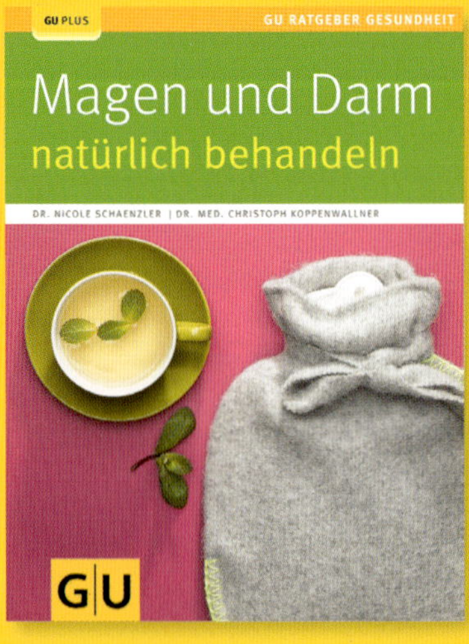

ISBN 978-3-8338-1684-0

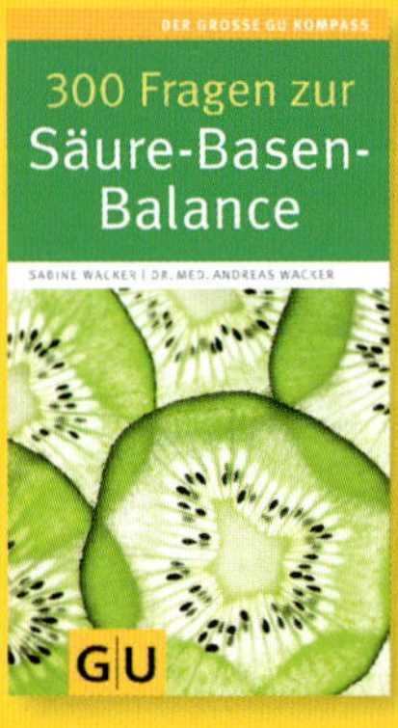

ISBN 978-3-8338-2119-6

Mehr von GU auf **www.gu.de** und
facebook.com/gu.verlag